「脱ステロイド」でも「食事」でもなく、
本当のアトピー治療は
もっとシンプル！

「保湿」を変えれば アトピーは治せる！

アルバアレルギークリニック
續木 康伸

JN050258

Gakken

はじめに

Zoom、Apple、LINE、Facebook、Twitter、Google、Spotify、保湿。これらのサービスは、私と患者さんの診療を大きく、大きく、大きく変えてくれました。

iPhoneにZoomをダウンロードしてオンライン診察、診察中はLINEで写真を送ってもらい、診察日以外のやり取りはLINEかMessengerを使う。子どもに薬を塗るときには、YouTubeかSpotifyで気を紛らわせる。子どもが気に入った動画や曲があれば、レコメンドしてくれるので、飽きても安心です。また、わからないことはググってもらい、間違えた検索結果にならないように、気になることは必ず質問してもらいます。

昔はSkypeでやり取り、Twitterで診察や注意事項のお知らせ、ブログで専門的な治療内容を確認してもらってから診察時に細かい質問をしてもらっていました。10年くらい前、Skypeしかなかった時代からずっとこんなことをしています。テック企業みたいですねって… え、保湿?

そうなんです。実は、私と患者さんの人生を変えた今世紀最大の発明が、「治療としての保湿」なのです。

――赤ちゃんの頃から肌荒れがひどく、乳児湿疹と言われるも悪くなるばかり。病院に行って大量の塗り薬を使っても現状維持が精一杯、ときどき悪くなるのを繰り返している。病院を替えて何度相談しても、肌を診てくれることもなく、これ以上やることはないと言われ、帰ることを急かされる。

――病院に通うたびに悲しかった。

――しばらくぶりに会った友人は、同じくらい肌が荒れていたのに、通っている病院で薬の塗り方と体の洗い方の説明を詳しく受けており、毎回肌を触って診察してもらっていた。

――1年かけて薬を減らし、今は週1回だけお腹に薬を塗るだけでツルツルな肌。痒みもなく、来月からは保湿剤だけになるらしい。

――ここからが治療の始まりで、保湿だけで症状がない状態を目指す段階だと言われていた。あれだけ悪かった友人がこうなり、今までと違う方法があるのかと思った。

これらは、我々アレルギー医を受診する患者さんの〝あるある〟です。多くの方にとって、このような経過になっていないのが現実ですが、実は「アトピー性皮膚炎は、症状がなくなってからが治療の始まり」なのです。言うなれば、アトピー性皮膚炎の治療はダイエットと同じ。ダイエットはやせたら終わりではなく、「やせてから、その体形を維持するのがダイエット」です。やせてからが始まりなのです。

一方で、アトピー性皮膚炎の場合も「症状がゼロの状態」を維持していくのが治療です。アトピー性皮膚炎の症状が3～5日間でなくなる薬を選び、症状を一気にゼロにしてから、脳と体に「症状がゼロの状態が普通なのだ」と覚えてもらいます。このステージになって初めて、段階を追って薬を減らしていきます。つまり、この症状がない段階を維持してくれるのが「保湿」であり、保湿は「症状がない状態を維持するための治療」なのです。

もし、長年病院に通っても理想の状態になっていないのであれば、あなたがよくならなかったのは、これまでは治療の選択肢が少なすぎたからで、本来ならよくなるはずのものを治せていなかっただけなのです。あなたのせいでも医師のせいでもありません。本当はたくさんの、さまざまな症状に合った効果的な薬と使い方があって、症状をなくし、最終的には薬自体を使わなくてもよい状態を目指すのが、私たちが行う治療の、現在の世界標準です。症状をなくして薬を使わなくてもよくするために、私たちの標準治療を行うとどうなるのかというと、これまでの経緯から、あなたの症状に対して薬を選び、これまでとは違った角度で血液検査の分析を行うことになります。そして、あなたのアレルギーをまったく別の方向から見直すことで、じっくりと治療方針を立てることになります。つまり、それまでの治療とはまったく別の方向からアプローチを試みることになる場合がほとんどです。もしもあなたやお子さんが、理想とする状態になっていないのであれば、変えたほうがよいです。

「何を変えるの？　マインド？　ライフスタイル？　食事？」

いいえ、環境と、環境を変えるためのものの見方です。あなたが変わる必要はありません。しかし、変わらないためには、現在が変わらないといけません。これについて、もしも心配しているなら大丈夫です。困ったときの二の手、三の手の対応方法を知っていれば、ものの見方は自然と変わります。

この本に書かれている治療は魔法ではありませんが、苦行でもありません。「アトピー性皮膚炎の症状なんてとっとと抑えて、人生を自由に工夫できる今を生きてほしい」。そんな思いでこの本をつくりました。

「保湿、それは人生を自由にする道具」

本書では、治療としての保湿のほかに、よい医師を選ぶためのチェックポイント、どうしてあなたが不満に思う診療になってしまうのかの、日本の医療システムの問題点についても書きました。この本であなたの立ち位置をアップデートし、アトピー性皮膚炎にしばられず、自由な人生を送ってください。

続木康伸

狩野英孝さん
巻頭インタビュー

アトピー性皮膚炎の辛さがわかる僕だから話せること

競争の激しいお笑いの世界でご活躍されている狩野英孝さん。長年アトピー性皮膚炎に悩まされながらも、芸能活動と両立されていらっしゃる狩野さんに、幼かった頃から現在までの、アトピー性皮膚炎にまつわる話を聞きました。

僕のアトピー性皮膚炎の歴史

―アトピー性皮膚炎の症状を実感し始めたのは、いつ頃でしょうか?

狩野（以下K） すでに5歳くらいのときは体の痒みを感じて、「お母さん、痒い。なんとかして」と言っていたと思います。でも、小学校に入ると痒さだけではない、違う問題も出てきました。夏には半袖半ズボンで学校に行き、プールが始まると荒れた肌をみんなに見せなければならないことで、引け目や劣等感をすごく感じていました。

―症状は重かったんですか?

K 結構ひどかったですよ。寝るときに着ていたTシャツが、朝起きたときには破れていたこともしょっちゅうありました。寝ているときに痒くて、無意識でTシャツを掻き破っていたんですね。僕らが小学生の頃は、アトピー性皮膚炎の子

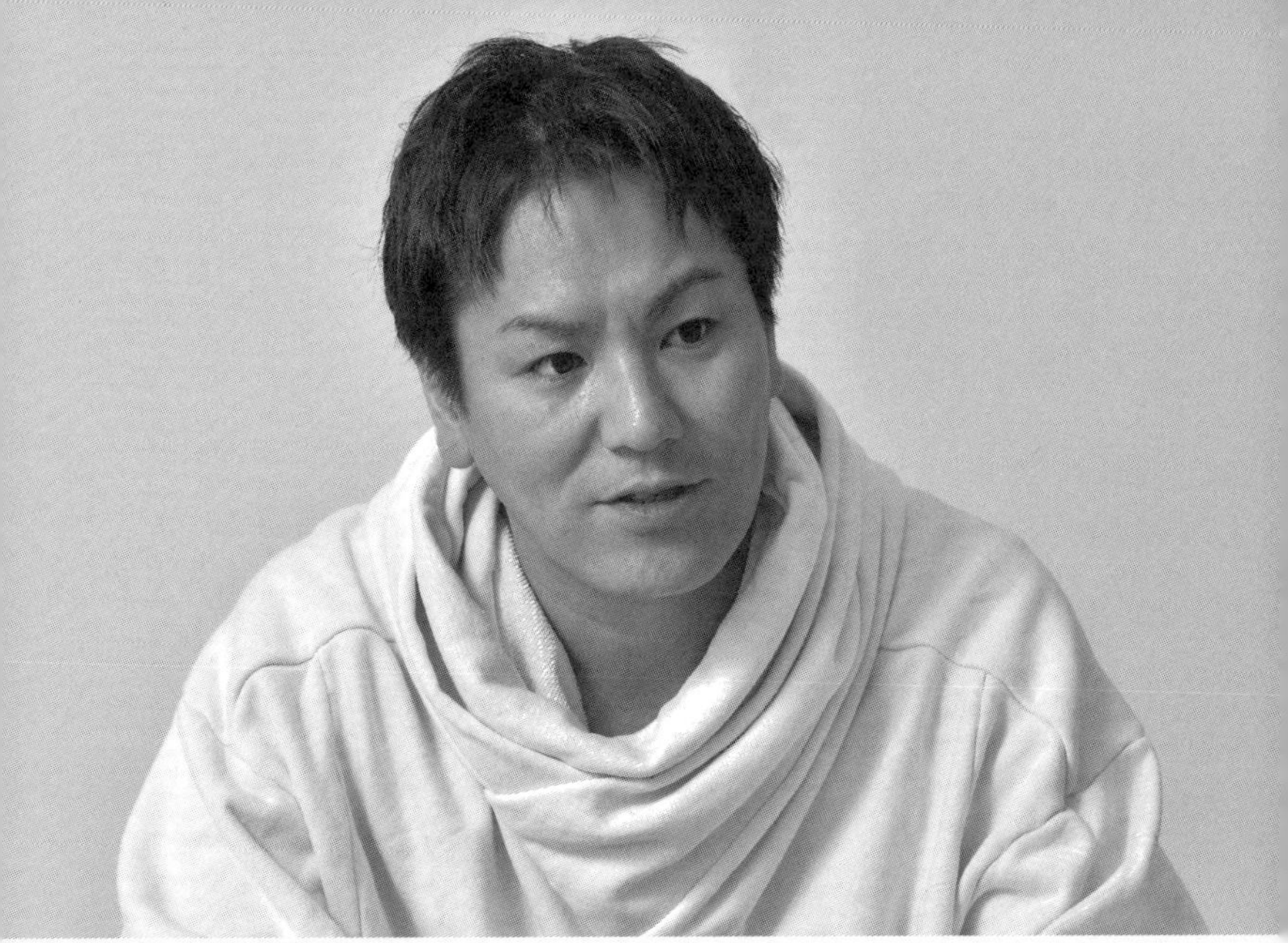

どもはクラスに僕一人くらいしかいなかったこともあって、両親はいつも心配していました。例えばどこかで「アトピー性皮膚炎にどくだみが効く」と聞くと山にどくだみを採りに行って僕に飲ませたり、「米ぬかがよい」と聞くと米ぬかを浴槽に入れた風呂に僕を連れて行ったりと、いろんなことを試してくれました。

――小さい頃からいろいろなご苦労があったのですね。その頃、病院には行っていたんですか？

K はい、定期的に通院していました。車で2時間くらいの、仙台市の大きな病院です。でも高校生くらいになると、通院によりアトピー性皮膚炎を治すことよりも、どうやって上手く付き合っていくか、ということを考えるようになりました。例えば、睡眠時間を十分にとったり、ストレスを溜めないようにしたりして、肌によい状態をキープすることを心がけるなど、どれだけ発症させせないかを考えて実行していましたね。

――芸人さんになられてからは、睡眠時間も短いでしょうし、ストレスもあるのでは？

K　そうなんですよ。睡眠不足だったり、ストレスが溜まったりすると、寝ているときに痒くて頭を掻きむしったりしてしまいます。また手のひらに小さな水疱ができたりして、何の気なしに1つ潰すと、それが手のひらから手首、腕にも広がっていったこともあります。頭皮の症状は小学校から高校までなく、最近出てきたもので、悩みの種ですね。

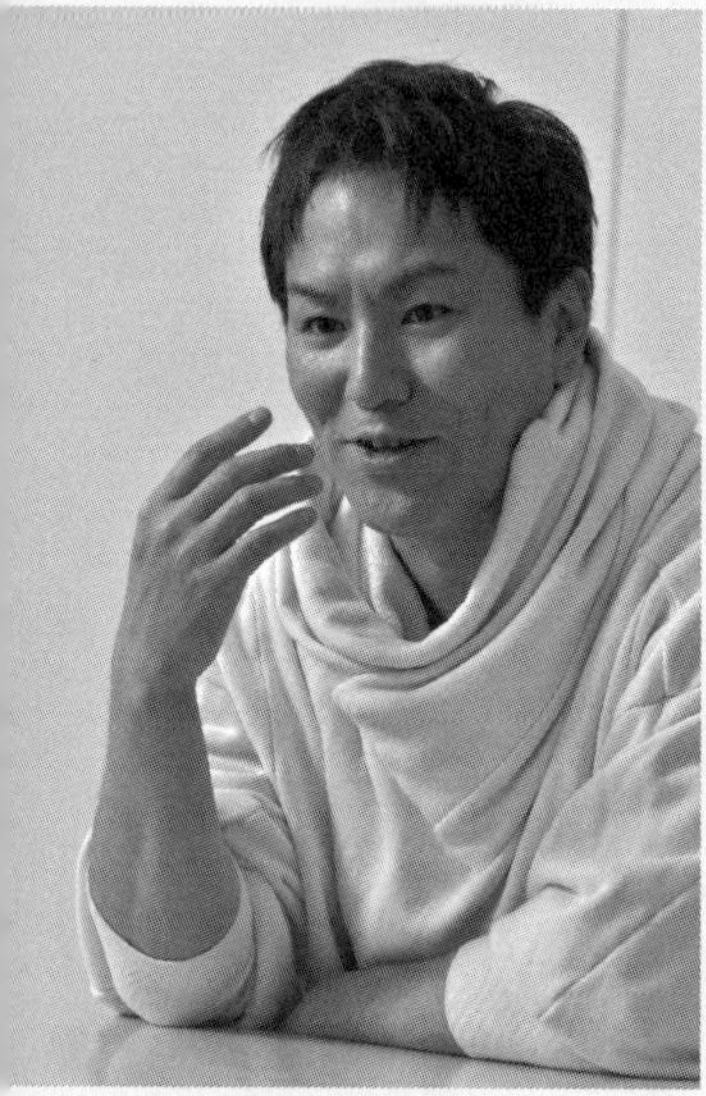

アトピー性皮膚炎という存在

――症状についていくつかお聞きしましたが、ほかにもいろいろありそうですね。

K　そうですね、状況ごとにさまざまな症状が出ます。例えば汗をかいてしまうと、いくら肌の調子がよいときでもなんだかヒリヒリしてくるんです。スポーツが嫌いになりましたね。また、若手時代にコンビニでアルバイトをしていたんですが、レジ打ちをしていると手が痒くなるんです。後にアレルギー検査を受ける機会があったんですが、僕には多くのアレルゲンがあって、実は「汗アレルギー」と「金属アレルギー」もあることが判明しまして…。これらはアトピーというより、アレルギーの症状です。痒くなったりヒリヒリしたりするのは、アトピー性皮膚炎だけが原因だと思っていたんですが、そうではなかったみたいで…。

検査したおかげで、アレルゲンに気をつけて生活をするとかなり肌の状態もよくなることもわかり、気分的にも楽になりました。

―アトピーやアレルギーの症状があることで、ご家族も苦労されたのでしょうか。

K 「大豆アレルギー」については、小学生の頃にわかっていたんです。両親は、家での料理に大豆を一切使わないようにすることを決心し、醤油や味噌についても代替原料でつくられたものを使ってくれるようになりました。

―味噌や醤油も大豆からつくられていますものね。

K ただ、当時の代替味噌や醤油は、正直美味しくなくて。毎日の食事が楽しくなくなり、家族の口数も減ってきてしまって…（笑）。そんな雰囲気に耐えられなくなって、両親に「僕、もともと味噌汁はそんなに好きじゃないから、いらないよ。だから味噌も前に使っていたものに戻してもいいよ」と伝えました。そしたら翌朝から、何事もなかったように元の味噌汁に（笑）。みんなしんどかったんですね。

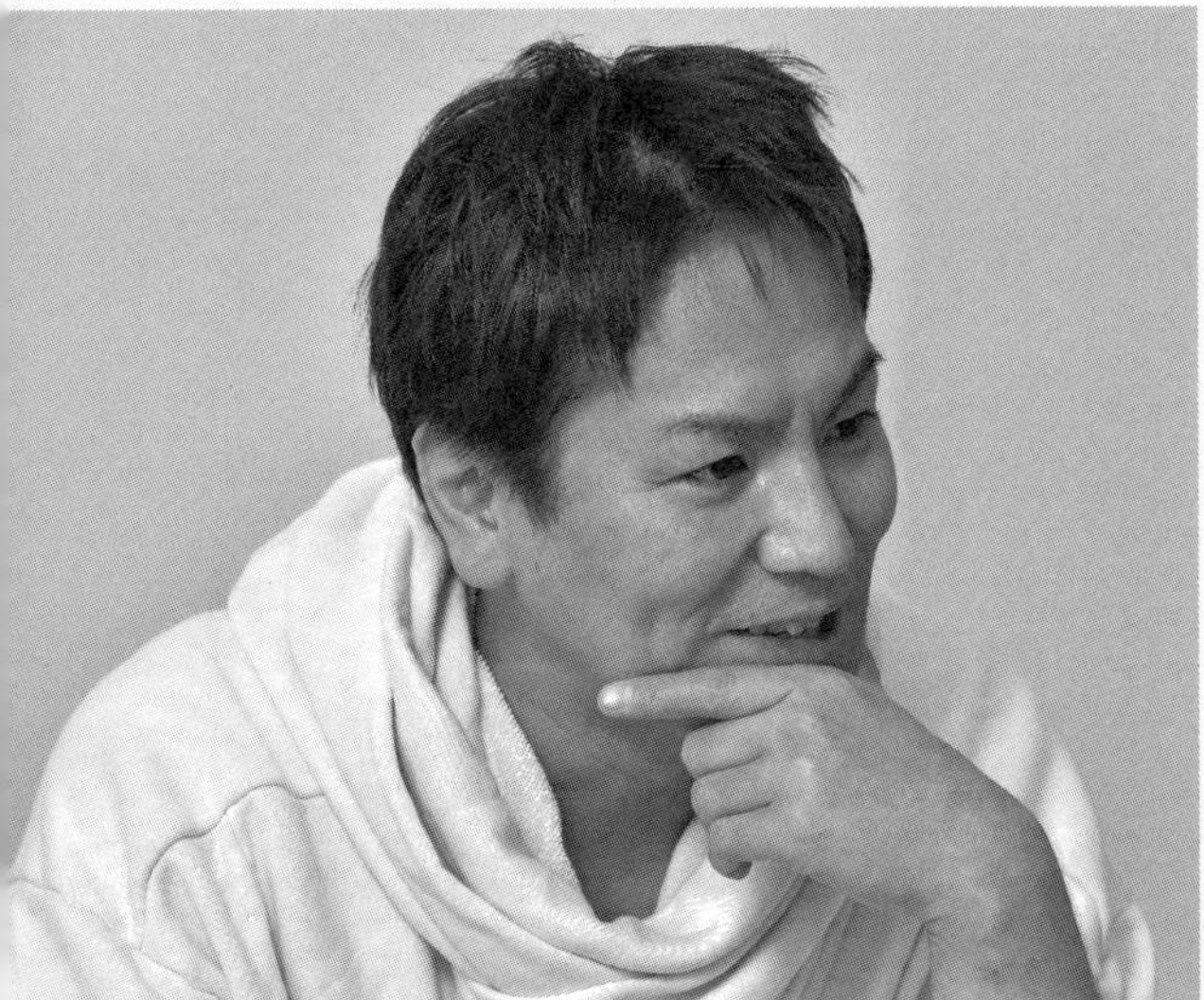

―小学生なのに、いじらしいですね（笑）。

K　こんな感じで、アトピーやアレルギーのせいでずっと気を遣ってきたかな…。どうしても周囲から気を遣われがちなので、先回りして気を配ってきたのかもしれませんね。アトピー性皮膚炎の人は多かれ少なかれ、皆こうした〝気遣いグセ〟があるんじゃないかな、と思います。

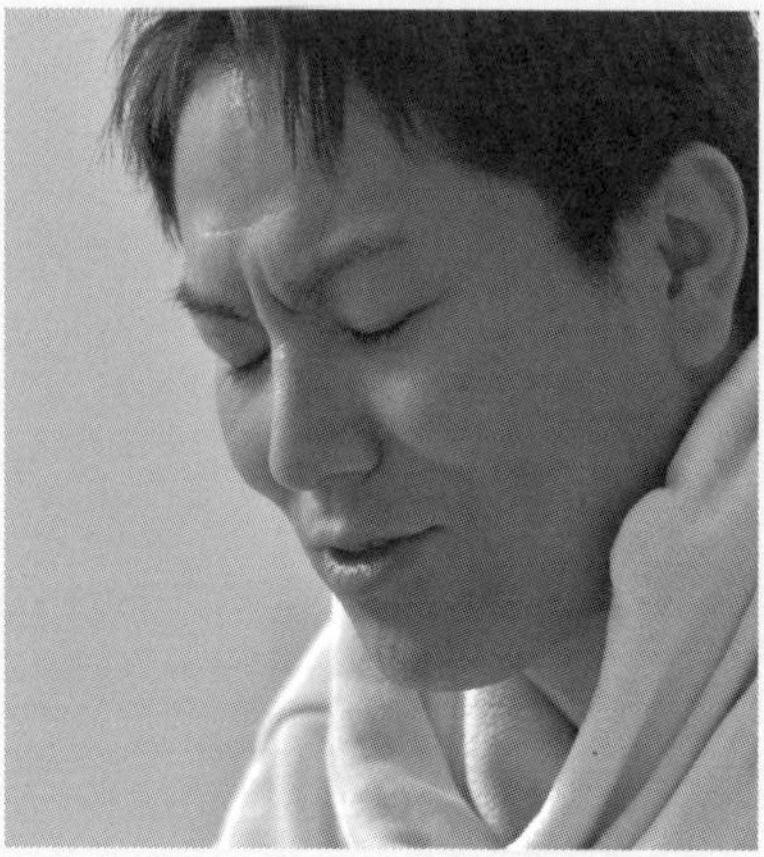

恋愛とアトピー性皮膚炎

―高校生くらいになると恋愛にも興味が出てくると思いますが、アトピー性皮膚炎による辛さはありましたか？

K　彼女に自分がアトピー性皮膚炎であることを伝えるのが怖かったですね。というのも、当時はまだアトピー性皮膚炎に対する世の中のイメージは、あまりよいものではなかったので、それが理由で彼女に振られるのが怖かったんです。「アトピー性皮膚炎は遺伝する」ということがあるので、高校生ではちょっと早いのかもしれませんが、僕と結婚したらアトピー性皮膚炎の子どもが生まれて、僕の母親が経験した苦労を彼女に負わせてしまう、という悩みはずっと持っていました。

―切実なお悩みですね。そんな狩野さんに対して、彼女さんはどのように接してくれました？

K 僕の部屋に彼女が来てくれたとき、僕の風呂上がりに「背中に薬、塗ってあげようか」って言ってくれたことがあったんですよ。アトピーは孤独な病気なので、そのひと言がメチャクチャうれしかったのを覚えています。

――最後に、読者の方に伝えたいことはありますか？

K 繰り返しになりますが、アトピー性皮膚炎って、とても孤独な病気だと思うんです。実際、僕も小さい頃から孤独を感じて、結構辛い思いをしました。現在芸能の仕事をさせてもらって、人の目に触れる機会が多いので、アトピー性皮膚炎と闘うみなさんの孤独感とか辛さなどをなんとか軽くできるように、アトピーやアレルギーについて明るく発信していければと思っています。一人で思い悩まずにぜひ共有していきましょう！

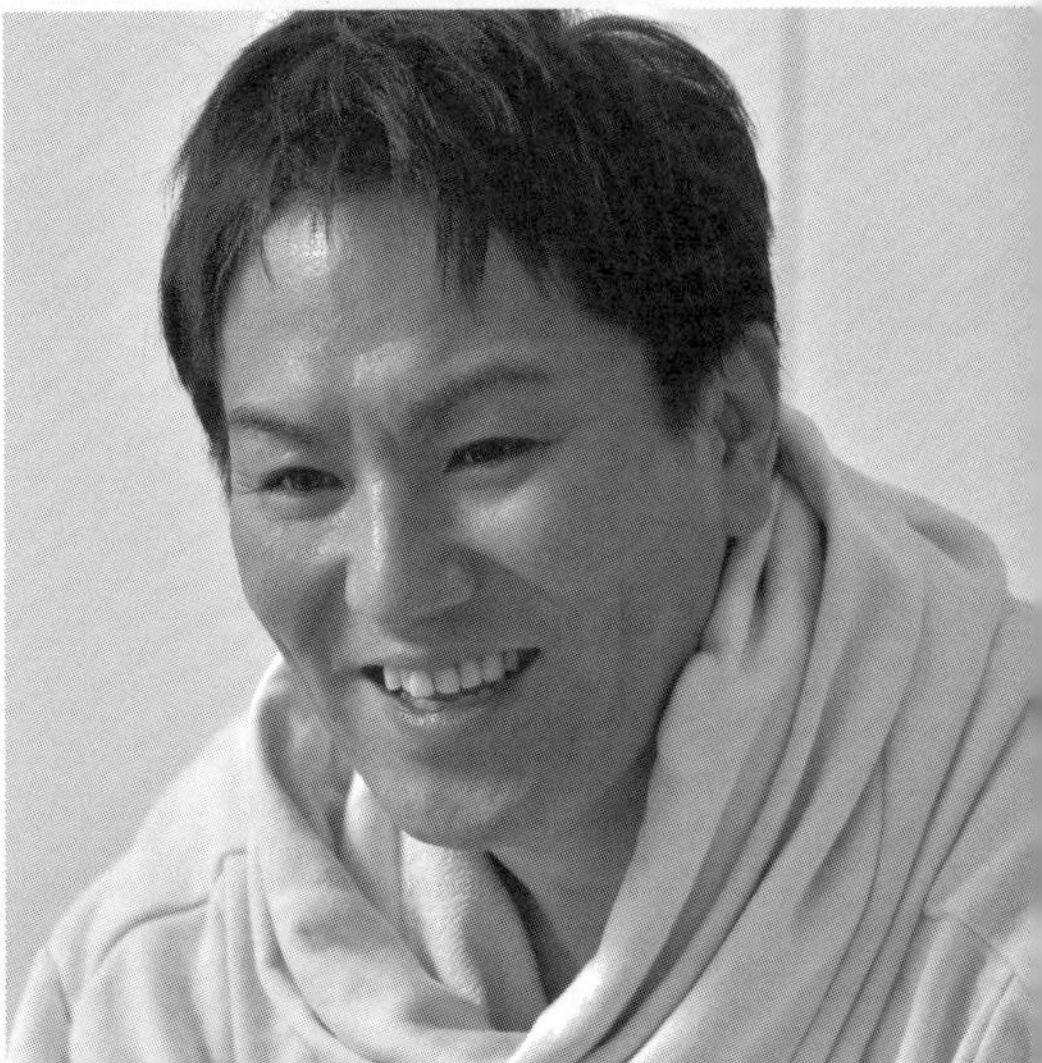

狩野英孝（かの・えいこう）

マセキ芸能社所属。芸人としてだけではなく、シンガーソングライター、声優、YouTuberとしても活躍中。また実家の櫻田山神社では神職も務めている。

EIKOが アトピー性皮膚炎の疑問を先生に聞く！

本書の著者・続木康伸医師に、アトピー性皮膚炎についてのEIKOの疑問をオンラインでぶつけてみました。読者のみなさんも、ぜひご参考になさってください！

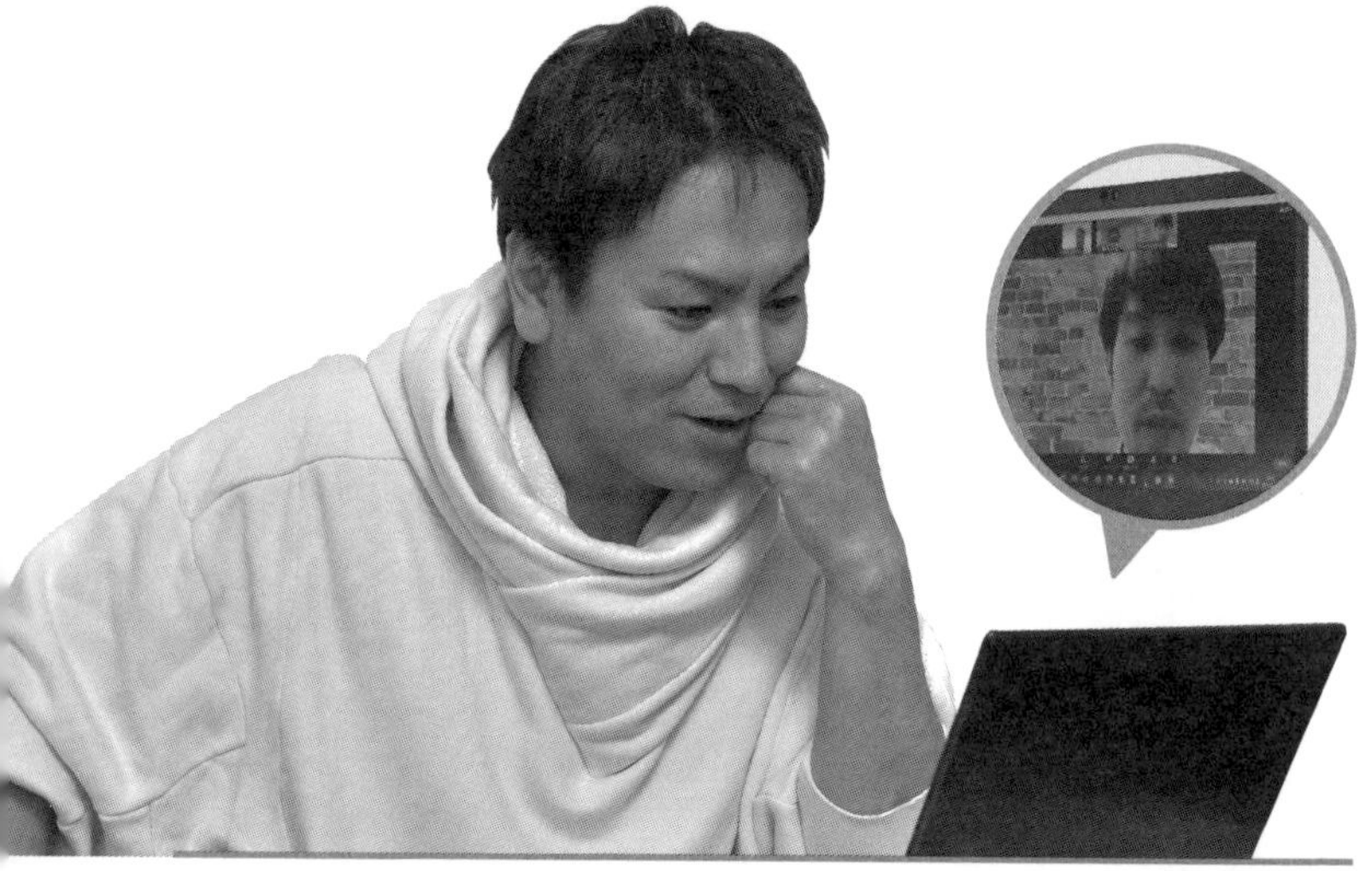

狩野（以下K） はじめまして。よろしくお願いします。

続木（以下T） はじめまして。こちらこそよろしくお願いします。

K 僕は子どもの頃からアトピー性皮膚炎でずーっと悩まされているんですけど、この病気って治らないんですよね。

T 7、8歳を過ぎると、完全に治るというのは難しいと思います。ただ、薬と保湿剤を上手く使えば、症状はゼロに抑えることもできます。

K そうなんですね！ ちょっと基本的な質問ですが、ステロイドって強さにレベルがあるじゃないですか。僕は素人ながらも、なるべく強いステロイドを使わないようにしているんですが、この認識は合ってますでしょうか。

T　ステロイドは薬の強弱ではなく、その方の症状、湿疹に対して強いか弱いかで決めていきますので、闇雲に効果を求めることを避けるという意味でのご認識は正しいですね。ただ、弱めのものを使うということだけだと、症状が上手く治まらなくてかえって多くのステロイドを使うこととなって、余計な影響を受ける結果になります。基本的にステロイドは、症状がない状態を保ちながら、保湿剤だけの治療に移行するための、あくまでもつなぎで使う薬という認識です。みなさんが思っているような、ずっと使わなければいけない薬ではないんです。

K　なるほど。僕はいつもは保湿剤でケアして、症状が出てきたらステロイドを塗るっていう方法なんですが、そんな感じで大丈夫でしょうか。

T　ステロイドを塗るタイミングは、症状が出る前のほうがよいですね。症状が出てしまうほど治りにくいんです。ですので症状が出ない状態を保つために、必要最小限のステロイドを保湿剤と組み合わせていくのが、基本的な治療になります。

K　「症状が出る前」なんですね！　わかりました。

T　症状がない状態を維持する、というのがステロイドの基本と考えるとよいと思います。

K　ちなみにステロイドを塗るときに、いっしょに保湿剤も塗るとよいと聞いたのですが。

T　そうですね、保湿剤と同時に塗るのが一般的です。

K　保湿剤というと、ヒルドイドでしょうか。

T　はい、日本の健康保険で認められている保湿剤はヒルドイドだけになります。ステロイド

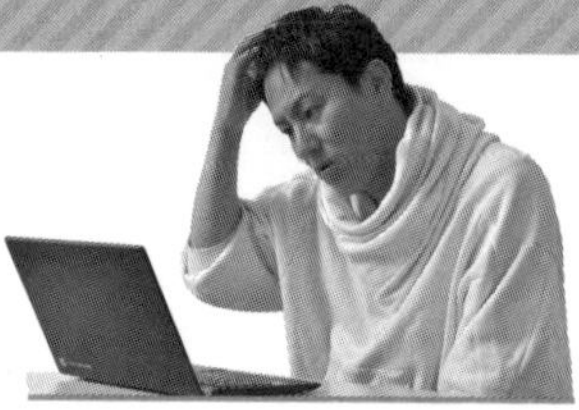

と保湿剤を別々に塗るよりも、あらかじめ混ぜた状態で塗るほうが、手間もかからないのでよいと思いますよ。

K それは効率がいいですね。ところでアトピー性皮膚炎って、大人になって新しい症状が出てくることってあるんでしょうか。頭や手のひらなど、子どもの頃には痒くなかった部分が大人になって痒くなってきたんですが…。

T 形を変えて、違う場所に出てくることもありますね。

K 僕、頭皮がひどくて、寝ているときに無意識に掻いていて、起きると頭髪がごっそりと抜けていることがあって…。頭皮の症状に何かよい薬はありませんか?

T ローションタイプのステロイドがよいと思います。症状がひどくなる前であれば、1か月間毎日使うことで、半分ぐらいの人がステロイドなしでも大丈夫になります。残りの人も、少しずつステロイドを止めていって、半年くらいで完全に止める。または週1、2回ステロイドを塗れば症状が出ない状態にまでもっていけます。

K 早め早めの対処をすれば、症状は抑えられるということなんですね。

T はい、しかも必要最小限の薬で抑えられます。あとは保湿剤ですね。

K 適切なタイミングと量ですね。あと、「ステロイドを塗ると体毛が濃くなる」という噂は本当ですか?

T 子どもでだいたい50人に1人くらいの印象です。体毛が濃くなるのはおもに背中です。大人の場合は、10人から20人

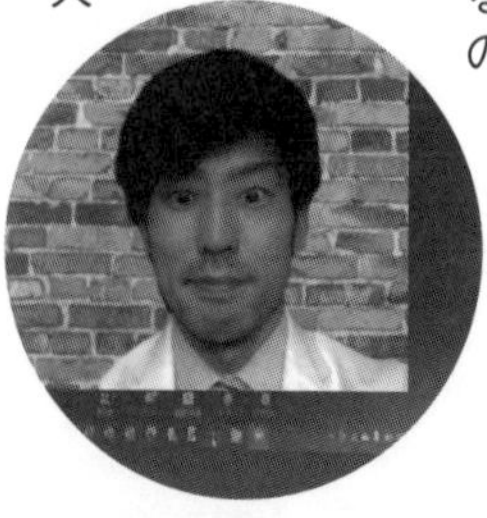

に1人くらいの割合で、ステロイドを使ったり止めたりを繰り返していると皮膚が薄くなる人がいます。

K やっぱりそうなんですね！ 濃くなった体毛はずっとそのままなんでしょうか。

T ステロイドと保湿剤を1日おきに塗るくらいになると、薄くなります。きちんと治療をしていれば、約半年くらいでしょう。

K じゃあステロイドはきちんと使えば安全な薬なんですね。

T はい、安全です。今の若いお医者さんたちは、「ステロイドの副作用は基本的にはない」と教えられているようです。

K ちなみに、アトピー性皮膚炎って遺伝しますか？

T 遺伝しますが、できるだけしないようにはできます。私はアレルギー医ですが、アレルギーは本来「なってから治療する」のではなく、「させないように手を尽くす」が正しいのです。特にアトピー性皮膚炎の場合は、お母さん、つまり女性の影響を強く受けるので、妊娠する前にお母さんのアトピーを治療して、症状がない状態で妊娠をしてもらうようにしています（P148参照）。

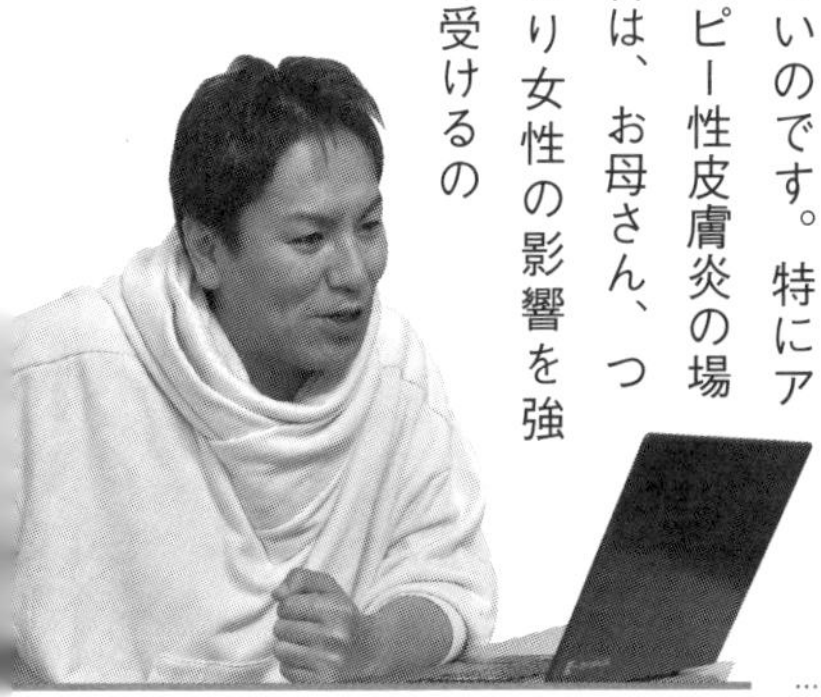

K そうですか、それを聞いて安心しました。自分が辛さをわかっているので、将来の子どもにこの辛さを経験させるのは嫌だと思っていまして…。

T しっかりとアレルギーに取り組んでいる医師であれば、10年以上前から普通に行っている治療なんです。安心してください。

K はい、明るい希望が見えました！ またいろいろ教えてください！

目次

第5章 アトピー性皮膚炎　治療の現在と未来……125

第1章

保湿は治療！

「保湿」という言葉から、みなさんはどんなことを思い浮かべますか？　「お風呂上がりのお肌の手入れ」、あるいは「冬のカサカサしたお肌にはたっぷりクリームを塗って水分を補給」といったことでしょうか。やはり保湿というと「美容」のイメージが強いですよね。でもそれは保湿の一面でしかないんです。この本で説明する「保湿」の目的は、きれいになることではなく、肌を健康にすることです。「肌を健康にする」と言っても、ぴんときませんよね。具体的には、「肌を潤った状態に保つために、肌のバリア機能（保湿力）をサポートして回復させ、肌の状態を整えること」です。

みなさんも悩んでいるアトピー性皮膚炎は、とてもやっかいな病気です。ですが、「アトピー性皮膚炎は、汚れをとって保湿をすることで治療できる」とする考え方があります。つまり、最終的な治療としては悪化の原因となる汚れを洗い流して、保湿するにつきるということです。アトピー性皮膚炎の治療では、保湿がとても大事なポイントなのです。

アトピー性皮膚炎の治療になくてはならない保湿剤

ご存じだと思いますが、アトピー性皮膚炎の治療には、いくつかの種類のあるステロイドという治療薬を使います。このとき、いっしょに使うのが保湿剤です。保湿剤は、肌の状態が改善されたあとも、その状態を維持するために必ず塗り続けます。本書のはじめにも述べたとおり、イメージとしてはダイエットと同じ。ダイエットはやせたから終わりではなく、その体形を維持することが大事です。肌の保湿は、アトピー性皮膚炎を治すためには、とても大事なケアなのです。

保湿剤は漢字が表すように「湿り気を保つ剤（「薬」の意味）」であり、塗ることで肌がカサカサになるのを防ぎます。とはいえ、この保湿剤、ステロイドなどの治療薬に比べて、ちょっと影が薄いように感じませんか？　でもアトピー性皮膚炎の治療には、なくてはならない大きな存在なんです。

私はこれまでの経験から、「保湿することは、治療することである」と強く思っています。

念のためですが、保湿剤だけを塗ればアトピー性皮膚炎が治るという単純な意味合いではありませんが、アトピー性皮膚炎は、それぞれの症状に合ったステロイドを塗り、それと同時に保湿剤を塗ることで肌の状態を一気に落ち着かせます。これを続けていくと、症状がない状態が普通になり、悪化・再発する確率は格段に低くなります。そうすると治療は次の段階に移ります。

ステロイドを徐々に減らして、最終的には保湿剤だけを塗り続けます。ダイエットと同じで、きれいな状態を保ちたいなら、保湿を止めないことです。きれいな状態になっても、保湿剤を根気よく塗り続ければ、アトピー性皮膚炎の症状が出ない、穏やかな毎日を送れるようになります。逆に言えば、保湿剤を正しく使わなければ、アトピー性皮膚炎の治療はできないのです。

保湿剤にはどんな種類がある？

保湿剤は、市販のものでも処方されるものでも、美容液、ローション、クリーム、軟膏の4種類に分けられます（このほかにフォーム〈泡〉状の保湿剤もありますが、効果や使用感は美容液に近いので、ここでは美容液に含めます）。

これらの保湿剤はいずれも、おもに水分成分と油分成分、そして界面活性剤という3つの成分でできています。界面活性剤とは、本来は混ざり合わない水分成分と油分成分を混ぜ合わせる働きを持つもので、保湿剤以外の身近なものでは、石けんや洗剤に含まれています。3つの成分のうちの水分成分と油分成分が、どれくらいの割合で含まれているかによって、美容液、ローション、クリーム、軟膏のいずれかに分類されるのです。

それぞれの保湿剤は、美容液はサラサラの液状、軟膏は4種類の中で最も固くべっとりしています。美容液は水分成分が多く油分成分が少ない、逆に、軟膏は油分成分が多く水分成分が少ないのです。ローションとクリームはその中間。つまり、美容液→ローション→クリーム→軟膏の順に、水分成分の割合が低く、油分成分の割合が高くなります。

水分成分の多い美容液は、肌につけるとスーッと浸み込んでいくように感じられます。一方、油分成分の多い軟膏は、肌に塗るとしばらくは白いままで、その後、肌がやや湿った感じになります。

4種類の保湿剤は使い分けることが重要で、自分の肌質や状態に合わせて選びます。例えば、肌が乾燥してカサカサしている場合、水分成分が最も多い美容液を使っても肌には浸透しますが、油分成分が少ないのですぐに乾燥してしまい、保湿効果はほとんど期待できません。また逆に、肌が潤っていて脂分も多い状態なのに、油分成分が多い軟膏を使うと、油分成分によってニキビなどの吹き出ものができやすくなってしまいます。

次頁で4種類の保湿剤の特徴についてあらためて整理します。これらを参考にして、肌や自分の体の状態に応じた最適の保湿剤を選んでください。

どのタイプを使うにしても、目的は肌を健康にすることです。塗り心地や使いやすさだけで決めると必ず失敗してしまうので、注意してください。

4つの保湿剤の特徴

◆美容液

水分成分が多く、塗ると「ほぼ水」のような感じがします。ほかの保湿剤に比べて油分成分が少ないので、ステロイドを使ったアトピー性皮膚炎の治療中には、おすすめできません。ステロイドを使った治療が終わってから使います。

◆ローション

油分成分が美容液よりも多く、クリームが液状になっているイメージです。一般に美容液では乾燥してしまう人がよく使います。私の治療では、軟膏で治療して肌状態が健康になったら、油分成分が軟膏よりも少ないローションを使うことにしています。

◆クリーム

水分成分よりも油分成分が多く、少しペタペタした手触りがします。美容液やローションより油分成分が多く、肌に水分をとどまらせる働きが強い特徴があります。アトピー性皮膚炎の治療でもよく使われますが、傷がある場合や肌の状態が悪い場合は、刺激や痛みを感じることがあります。

◆軟膏

4種類の保湿剤のうちで、油分成分が最も多いため、保湿力が最も強く、アトピー性皮膚炎の治療でもよく使われます。クリームよりさらにペタペタとした手触りで、肌バリアが壊れて自力で保湿できない人や、皮脂をつくれない人が用います。軟膏を塗った指でスマホを触ると、画面に指紋がはっきりと残るほど、多くの油分成分が含まれています。

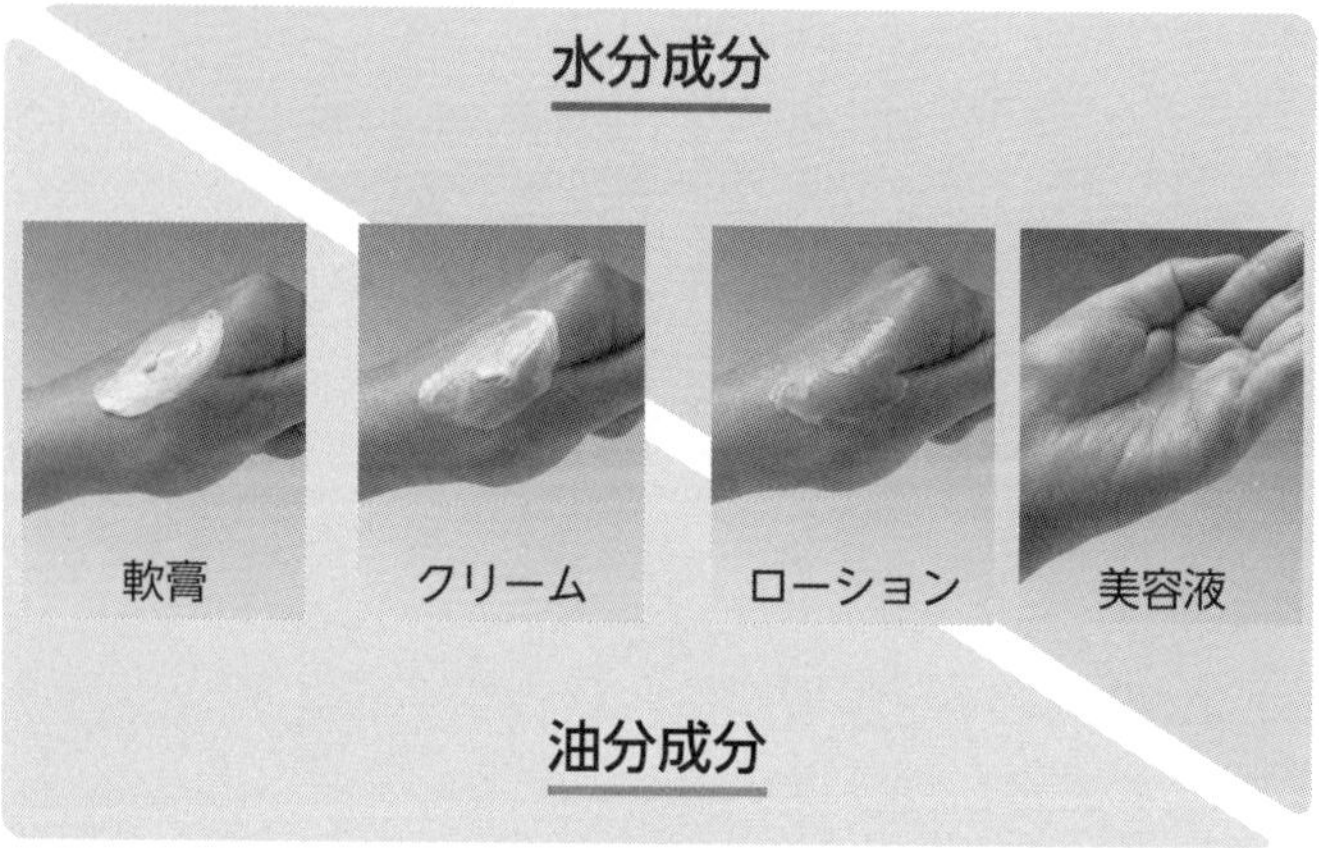

主成分以外に含まれている成分は？

保湿剤には、水分成分と油分成分、界面活性剤のほかにも、少量ずつ含まれている成分があります。それらの働きや特徴について説明します。

◆セラミド

肌の天然成分のひとつである脂質の一種。保湿力が強く、肌のバリア機能の回復を助けます。1週間程度塗って一気に肌の状態をよくして、その状態をキープします。セラミド入りの保湿剤は高価ですが、症状が落ち着いたあともよい状態を維持するために使われます。

◆ヘパリン類似物質

症状の悪化で保湿機能が落ちているときには、油分成分が強めのヘパリン類似物質入りの保湿剤が最適です。症状が治まって自分で皮脂をつくれるようになると、ヘパリン類似物質入りの保湿剤では油分成分が強すぎるので、肌の状態を見ながら、肌バリア機能を回復させるセラミドの保湿剤と併用したり、段階を追ってセラミド入りのものに置き換えたりします。

ただしここで大切なのが、肌の状態に応じて2つを使い分けること。肌状態は季節や生理、ストレスで変化します。肌の状態を見ながら、ヘパリン類似物質入りか、セラミド入りか、そのときに最適なものを使いましょう。自分に合ったものを見つけるには、トライアンドエラーがいちばんです。主治医と相談してみましょう。

◆ヒアルロン酸

市販の保湿剤のほかに、化粧品にもよく配合され、肌の水分を保つ働きがあります。配合量が多いとベタつきます。また保湿力がセラミドやヘパリン類似物質よりもかなり弱いので、アトピー性皮膚炎の治療に用いられるのはまれです。

◆シアバター

アフリカに生息するシアの木の実から採れる植物性油脂。唇の荒れの回復や防止には適していますが、これもアトピー性皮膚炎の治療に使われることはまれです。

可食成分が含まれている保湿剤は危険

薬局やドラッグストアで、ピーナッツオイルやアーモンドオイルなど、食品に用いられる成分が配合されている保湿剤をよく見かけます。「ナチュラル」や「オーガニック」のイメージがあるので、当然体によいのでは？　と思いますよね。しかしアトピー性皮膚炎を持っている人は、可食成分が含まれた保湿剤には、気をつけなければいけません。特に、乳児や肌のバリア機能が壊れている人は、使わないほうがよいでしょう。

その理由は、ほかのアレルギーを引き起こすリスクが非常に高くなるからで、実際に発症した例が数多く報告されています。湿疹を治すために可食成分が含まれている保湿剤を用いると、荒れている湿疹部分の肌を通して体内の免疫機能が働き、同成分を食べ物として口から取り入れた場合でもアレルギー症状が出るようになります[※1]。

可食成分が含まれている保湿剤を治療に用いてはいけないということは、アレルギー医の間では、「赤信号は渡ってはいけない」のと同じくらいの常識です。

ワセリンの活用法

ワセリンとは、天然成分の石油を精製してつくった軟膏で、薬局やドラッグストアで売られています。一般に白色をしています。実はワセリンは保湿剤ではなく、ここの項目として立てるべきものではないのですが、肌のケアに役立つ使い勝手のよい薬剤なので、併せてご紹介したいと思います。

ワセリンは水分をはじく性質があり、乳児のかぶれ予防として重宝されています。具体的には、おむつを当てる部分にワセリンを塗ることで、かぶれの原因となるおしっこやうんちが、直接肌に付くことを防ぎます。また、赤ちゃんが食事をする前に、口周り（頬や顎の下まで）にワセリンを塗っておくと、味噌汁などがこぼれたりよだれがたれたりしても、肌をしっかりと守ってくれます。口周りにこぼれた水分を拭き忘れると、そこがかぶれてしまいます。食事の前に口周りにワセリンを塗っておくと、食事のあとにワセリンごと汚れを拭き取って、そのあとに保湿剤を塗ればよいので、かぶれ予防として活用できます。

保湿剤はどう塗るのがよい？

アトピー性皮膚炎の治療には欠かせない保湿剤ですが、その塗り方にはポイントがあります。漫然と塗っているだけでは、十分な効果は得られません。

私はクリニックを開いていますが、そこにいらっしゃる患者さんを初めて診察するとき、治療の方針を決める判断材料にするために、これまでどんな病状があったか、最近の変化はどうか、いつもはどのような生活を送っているかなど、患者さんといろいろな話をします。そのときに、どのように保湿剤を塗っているかも訊ねるのですが、ほとんどの患者さんは絶対的に塗る量が少ないと感じます。塗る量が少なくなる理由としては、「医師に『薄く塗りなさい』と言われた」、「医師に塗り方を言われなかったので、こんなものかと思っていた」、「少量しか処方されないので、それでやりくりするものだと思った」などがあります。

しかし、こんなことで塗る量を少なくするのはとても残念です。なぜなら、せっかく時間とお金をかけて行っているアトピー性皮膚炎の治療と保湿剤を、結局は無駄にしてしまうことになるからです。

保湿剤の基本的な塗り方

保湿剤は、塗る量と塗り方をきちんと理解して実践すれば、アトピー性皮膚炎を抑えて、肌を健康な状態に保つ効果が期待できます。ここで、保湿剤の適切な量と塗り方を説明したいと思います。

なお、チューブでは量が少なくて塗るのが大変なので、私のクリニックでは保湿剤を処方する場合、100g入りの軟膏ケースに移して出しています。このとき、軟膏ケースから直接指で保湿剤を取ると、汚れや雑菌が軟膏に混じってしまうこともあるので、アイスクリーム用のスプーンなどですくい取ってもらっています。

◆**量**…先ほど、ほとんどの患者さんは保湿剤の使用量が少ないと述べましたが、アトピー性皮膚炎を治療するときに推奨されている量は、みなさんが想像しているよりもはるかに多い量です。その目安は、ティッシュペーパーを使って確認できます。ここでは手の甲を例にして説明します。

まず、手の甲に保湿剤を塗ってください。そしてその上にティッシュペーパーをのせ、その状態で手の甲を下に向けます。ティッシュペーパーが手の甲にくっついて落ちなければ、それが正しい保湿剤の量の目安です。

保湿剤の量

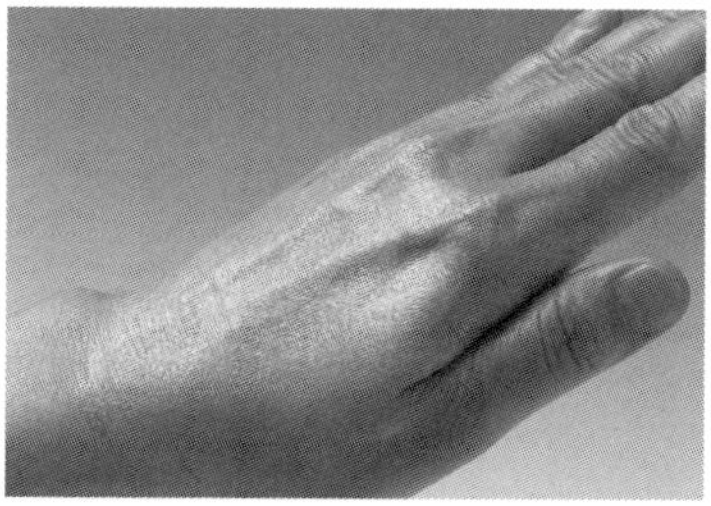

少し光るくらいの量が適量です。手の甲にティッシュペーパーをのせて、下に向けても落ちません。

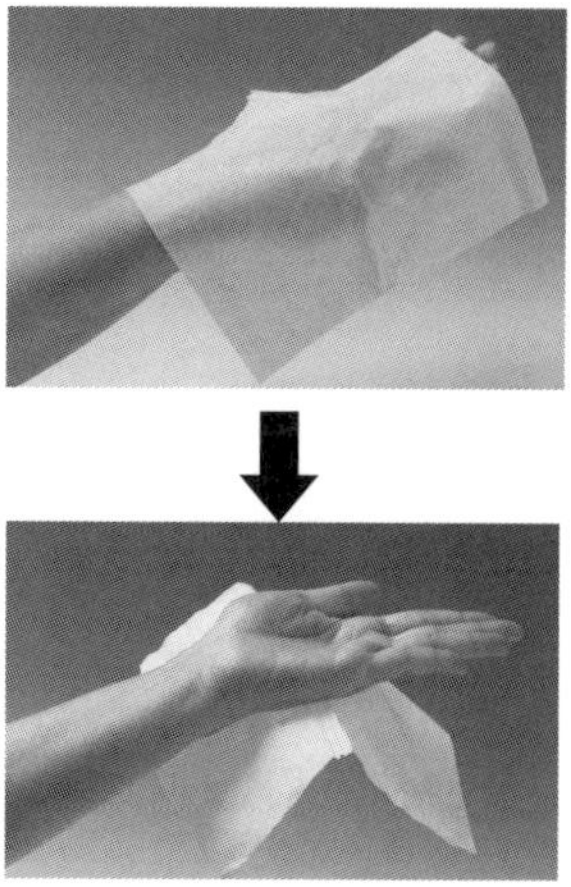

見た目としては、保湿剤を塗った手の甲が少し光っているくらいです。

◆**塗り方**…保湿剤は、量だけでなく塗り方にも注意が必要です。何も考えずに塗っていると、薄くしか塗れていない部分や、塗り残しの部分が出てしまいます。するとその部分だけアトピー性皮膚炎の症状が悪化し、長期間その状態が続くと、肌が黒くなってやけどの痕のようになってしまいます。

保湿剤を必要な場所に的確に塗るためには、「マーキング」という方法をとります。まず、塗る患部の近

マーキングのしかた

塗る部分を取り囲むようにつけていきます。

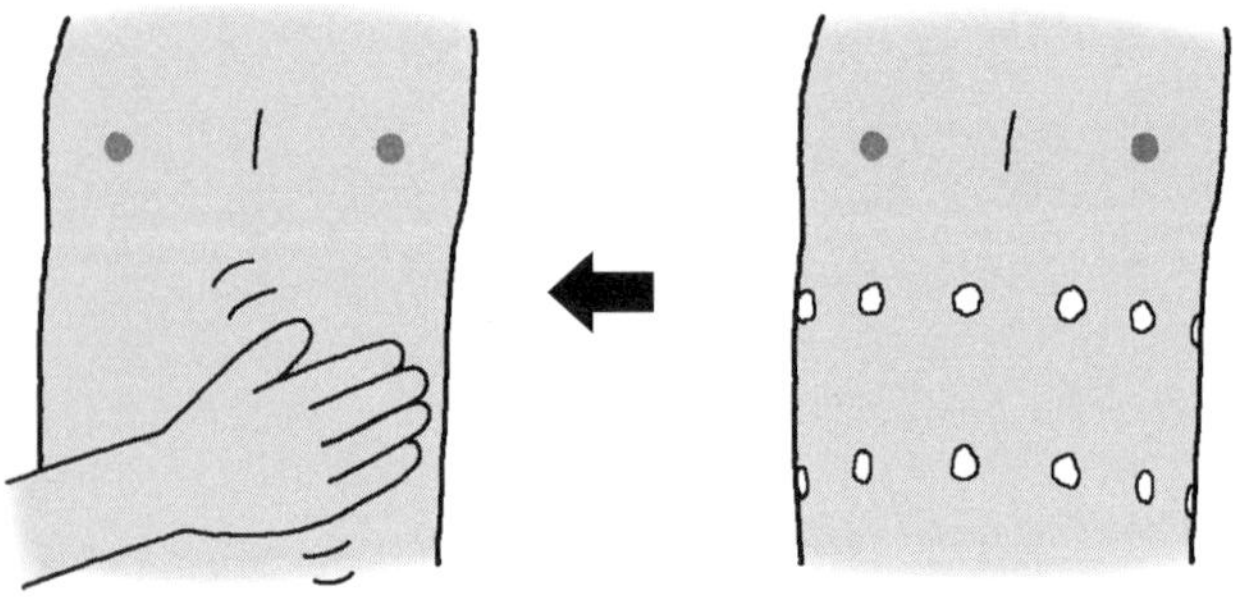

くや手の甲にある程度の量の保湿剤を置きます。そして塗る部分を取り囲むように、チョン、チョン、チョンと保湿剤を付けていきます（これが目印＝マークを付けているように見えるので、「マーキング」と呼びます）。その後、マーキングした保湿剤を手のひら全体でのばします。保湿剤を無理にのばさないと患部に広がらない、あるいは塗りづらいと感じたときは、保湿剤を追加しましょう。最初は「塗りすぎたかな」と思うくらいでちょうどよいのです。トライアンドエラーを繰り返しながら、自分の適量を見つけてください。

マーキングをせずに、保湿剤を最初から患部に塗っていくと、膝や肘の横の部分や、胸や腹の側面など、手が届きにくい場所に塗り残しが確実に出てしまいます。保湿剤が塗られていない部分だけアトピー性皮膚炎の症状が悪くなり、結果的に治療を長引かせることになるので気をつけましょう。

保湿剤を塗るタイミング

アトピー性皮膚炎の症状を抑える治療をしている場合、保湿剤はステロイドを塗るときにいっしょに塗ります。塗るタイミングや順番などは、処方された医師の指示に従ってください。ちなみに私のクリニックでは、ステロイドと保湿剤を混ぜたものを処方しています。

保湿剤だけを塗る場合、基本的には1日1回、お風呂上がりに塗ることをおすすめします。お風呂上がりは肌に水分がまだ十分に残っている状態なので、保湿剤の効果が高くなります。大人や小児の場合はこれを実践していただきたいと思います。

ただし、赤ちゃんや幼児に塗る場合は、その限りではありません。おとなしくしてくれているならお風呂上がりでも塗ることはできるでしょうが、赤ちゃんや幼児はなかなかそうはしてくれません。その場合は、お風呂から出てバスタオルで体をきちんと拭いてから塗ってもかまいません。ベストな方法が難しければ、子どもの年齢や性格に合った方法で行いましょう。少しでも早く塗ることを最優先するあまり、塗ること自体が苦痛になってしまい、子どものアトピー性皮膚炎の治療を断念してしまった方も多くいます。そうなるくらいなら、少々遅くなっても、毎日着実に塗るほうがアトピー性皮膚炎の治療としては有効です。

小児〜大人の塗り方

小学生くらいから大人の場合の保湿剤の塗り方で、注意するポイントを部位別に説明します(小学生くらいまでは大人が塗ってあげてください)。

◆顔

化粧をする女性はよくご存じだと思いますが、保湿剤も化粧品を顔に塗るときと同じ要領で塗っていきます。大人は問題ないと思いますが、子どもは目鼻をふさがれることをとても嫌がります。子どもに塗る場合は顔の中央から外に向かって、肌を傷つけないように優しく塗っていきます。

◆目(小児)

まぶたや目尻、涙袋の付近を指で広げてみると、隠れていた部分が赤くなっている場合があります。そのときは、保湿剤を塗る指とは違う手の指で広げ、優しく塗りましょう。塗り残しが数年続くと、治らないかぶれが黒くなり、その色が残ってしまうこともあります。

◆腕

内側は肘をまっすぐに伸ばして塗るのが基本です。まずは、ある程度の量の保湿剤を手の甲にとります。内側も外側もマーキングをしてから塗っていきます。塗るときは、オートバイのハンドルを握るように腕を手でつかんで手のひらを当て、腕の周囲に手のひらを這わすように塗っていきます。

内側は肘が曲がる部分、外側は肘の側面を塗り残しがちです。内側を

腕

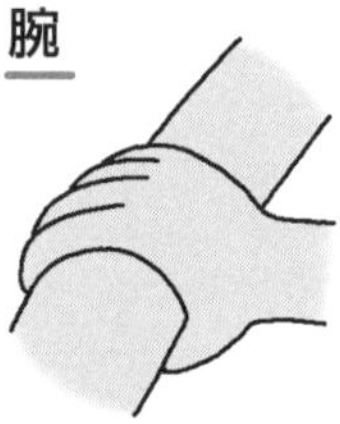

オートバイのハンドルを握るようにして、回して塗ります。

顔

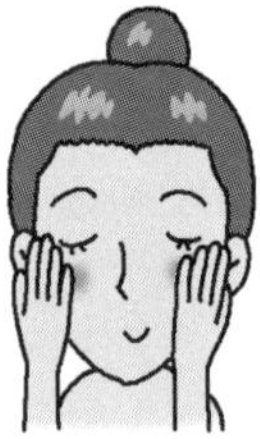

中央から外に塗っていきます。

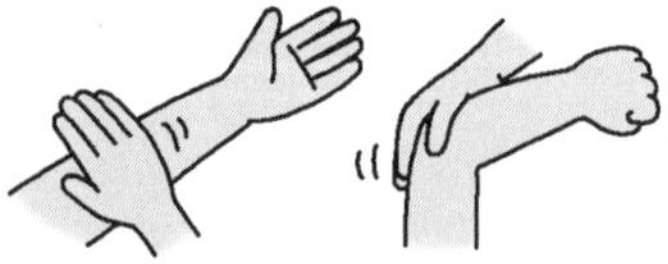

内側は腕を伸ばして、外側は曲げて塗ります。

目

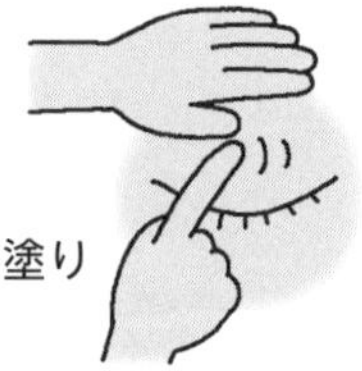

指で広げて塗ります。

塗るときは腕をまっすぐ伸ばして肘の内側にシワができないようにし、外側を塗るときは肘の外側のシワが伸びるように腕を曲げた状態で塗ります。特に腕の側面を塗り残すことが多いので、気をつけましょう。

◆胸と腹

まずある程度の量の保湿剤を手の甲にとります。そして指に付け、胸から腹にかけてまんべんなくマーキングをします。そのとき、両脇腹の縦のラインに忘れずにマーキングをしましょう。その後、手のひら全体を使ってマーキングした保湿剤をの

膝

膝の表側は脚を曲げて塗ります。

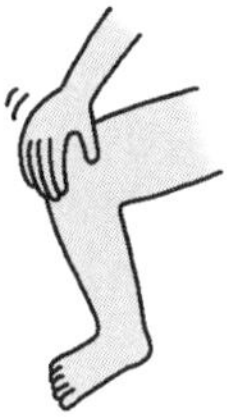

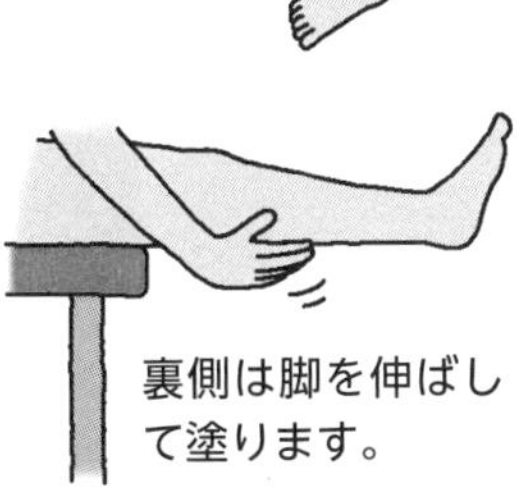

裏側は脚を伸ばして塗ります。

胸と腹

胸から腹にかけてマーキング。両脇腹の縦のラインも忘れずに。

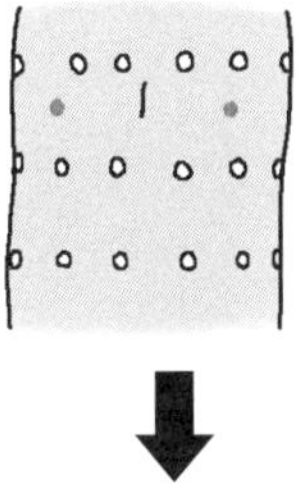

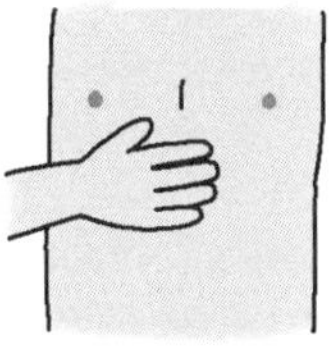

手のひらで保湿剤をまんべんなくのばします。

ばします。

子どもの場合は、塗るのに時間がかかってしまうと機嫌が悪くなることもあるので、初めから追加しなくてもよい量の保湿剤をとってマーキングしましょう。慣れないうちは、塗りすぎぐらいでちょうどよいです。

また胸と腹の境目、肋骨の下辺りはよく塗り残しが見られる部分です。胸に塗ったあとに腹に塗るというように部位ごとに塗ると、胸と腹の境目を塗り残してしまいがちです。胸と腹はひとつの部位と考え、同じタイミングで一気に塗りましょう。

◆膝

基本は脚を伸ばした状態で塗ります。表側は曲げて、裏側は伸ばして塗るのがポイントです。塗り残しが多い裏の部分は、マーキングをしてていねいに塗りましょう。

乳幼児への塗り方

赤ちゃんや幼児に保湿剤を塗るときは、塗ることが特別なことだとは思わせないようにするのがポイントです。例えば、塗る人が身構えてしまうと、赤ちゃんや幼児はその気配を敏感に感じ取ります。「いつもとは違う何かが始まるぞ」と思うとぐずり始め、イヤイヤの状態になります。このような状況を避けるには、いつもの声かけのトーンで「はーい、首に塗るよ～」や「じゃあ次は背中にいってみようか～」などと言葉をかけながら塗りましょう。とにかく話しかけ

乳幼児への塗り方

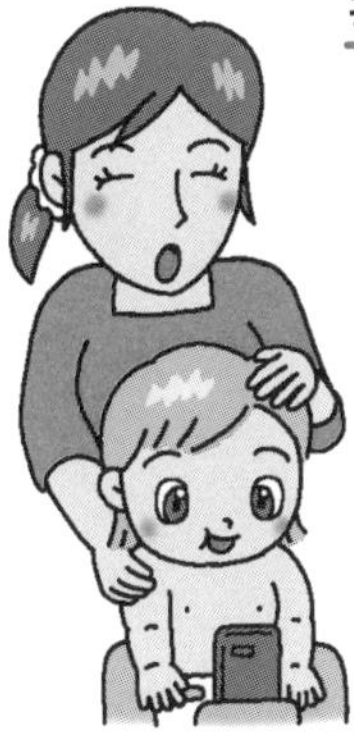

赤ちゃんが静かでいられる時間は短いので、手早く塗ります。

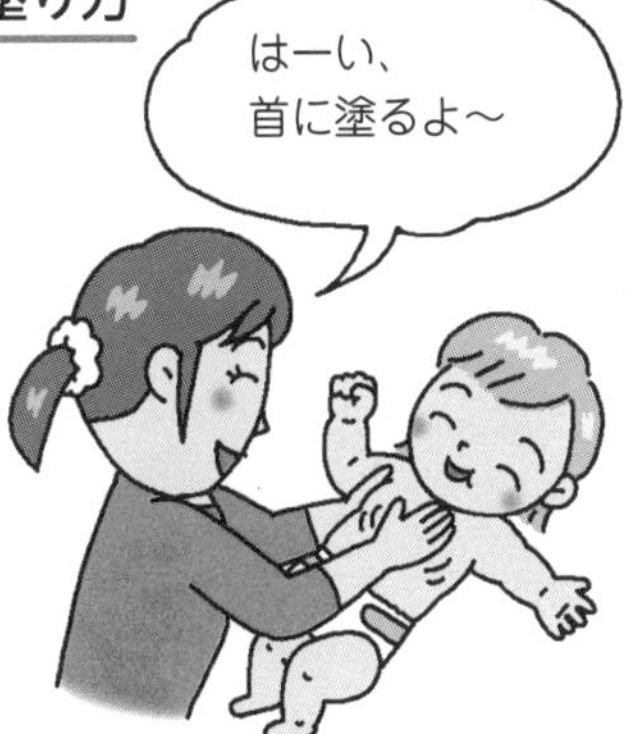

いつもの声のトーンで話しかけます。

ることが大切です。

そしてもう一つのポイントが、いかに飽きさせずに手早く行うかということです。そのときに有効なのが、スマートフォンの利用です。赤ちゃんが興味を示す動画を見せたり、おとなしくなる曲を聞かせたりして、そちらに意識を集中させます。検索をするとそのような動画や曲を見つけられます。赤ちゃんや幼児がそれらに集中している間に手早く塗ります。

次に、塗るときに注意するポイントを、部位ごとに説明します。

◆**顔**

おでこから鼻先の部分は「Tゾー

顔

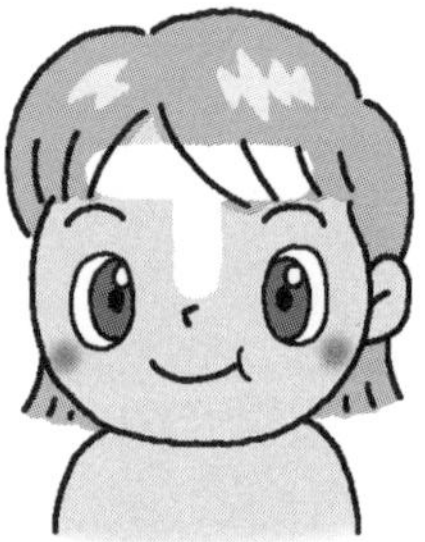

まずはおでこから鼻先のTゾーンを塗ります。

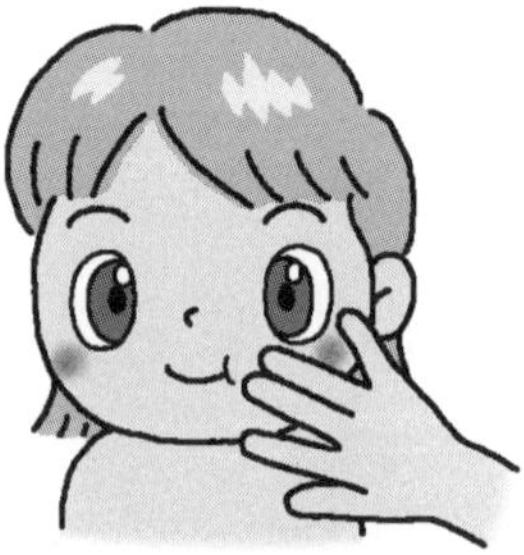

頬は中指と薬指の２本で、中心から外に向かって塗ります。

ン」と呼ばれています。Tゾーンは、顔の中でいちばん気を遣わずに保湿剤を塗れる部分なので、顔の中で最初に塗ります。Tゾーン→頬→目→口の周辺の順番に塗るとよいでしょう。

頬には、中心から外側に向かって、中指と薬指の2本を使って塗りましょう。指でなく、手のひらを使ったほうが早く塗り終わるのでそうしたくなりますが、それは止めてください。赤ちゃんの皮膚は、大人の半分くらいの薄さしかありません。そのため、力が入りやすい手のひらで塗ると、赤ちゃんは強い痛みを感じて泣き出してしまうことがあります。そうなってしまうと、次に塗ろうとしても、怖がって嫌がる確率が高くなります。

◆目の近く

赤ちゃんに「目をつぶって」と言っても、通じませんが、まつげがあるので、無理な塗り方をしない限りは、保湿剤が目に入ることはほぼありません。まぶたは、親指を使って上から下へ2回、次に目頭から目尻へ2回くらいで塗ると、自然に目をつぶってくれます。そのときは、くれぐれも眼球を押さえずに優しく塗るように気をつけましょう。

◆口周り

口周りというと、口の周囲だけと思いがちですが、赤ちゃんや幼児の場合は違います。乳幼児はまだきれいに食べることができないので、口の周囲だけでなく、頬や顎の下まで食べ物が付いてしまいます。乳幼児の口周りは、大人のそれよりも広い範囲なので、大人の口周りと同じ範囲にだけ保湿剤を塗っていると、頬や顎の下がかぶれてしまうことがあります。

口周り

頬や顎の下も含まれます。

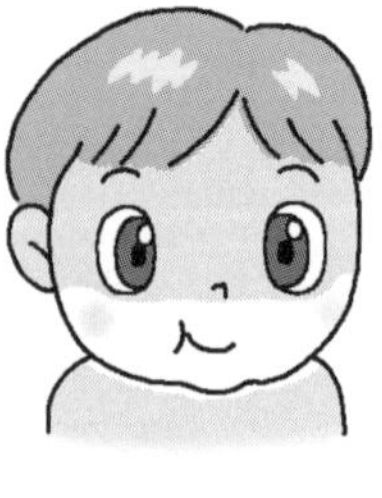

目の近く

上から下、目頭から目尻へ、親指で塗っていきます。

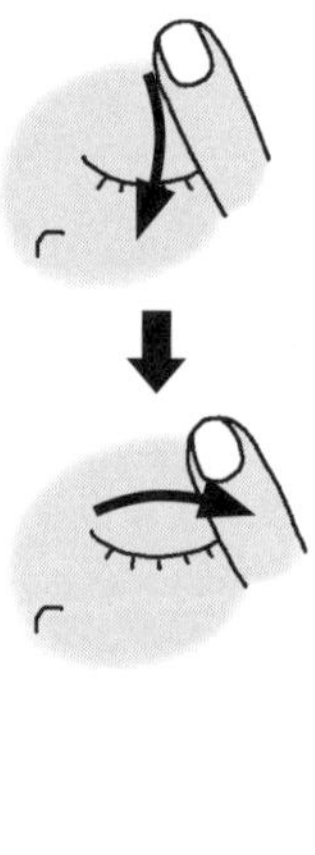

◆首

首に塗るときは、大人の腕に塗る要領（P40参照）で、首を軽くつかむように手のひらを当て、首の周囲に手のひらを回すように塗っていきます。この方法であれば、短い時間で一気に塗ることができます。ただし、くれぐれも大人の腕に塗るときと同じような力で塗らないようにしましょう。

赤ちゃんや幼児に保湿剤を塗るときは、いかにぐずり始める前に塗り終えるかが最大のポイントなので、首はこの塗り方がおすすめです。

首

優しくつかんで手のひらを回して塗ります。

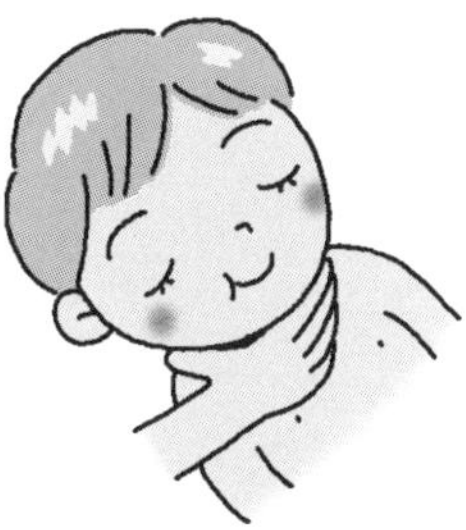

◆おむつ周り

「おむつ周り」が示す範囲はどこだと思いますか。実はおむつで隠れてしまう部分だけでなく、お腹から腰周りにかけて、さらに太もも部分も含まれます。

保湿剤を塗る前には、おむつ周りの汚れをきれいに拭き取ってあげましょう。そのときに注意するポイントは、お尻の見える部分だけでなく、割れ目も開き、肛門まできれいに拭くことです。また、陰部については、女の子の場合は股の割れ目を開いて中まで、男の子の場合は汚れやすい陰茎と陰嚢の間を、きれいに拭いてあげてください。母親は男の子のことが、父親は女の子のことがよくわからないのが当たり前ですが、おむつ周りはとてもかぶれやす

おむつ周り

おむつで覆われる部分だけでなく、腹や太ももも含まれます。

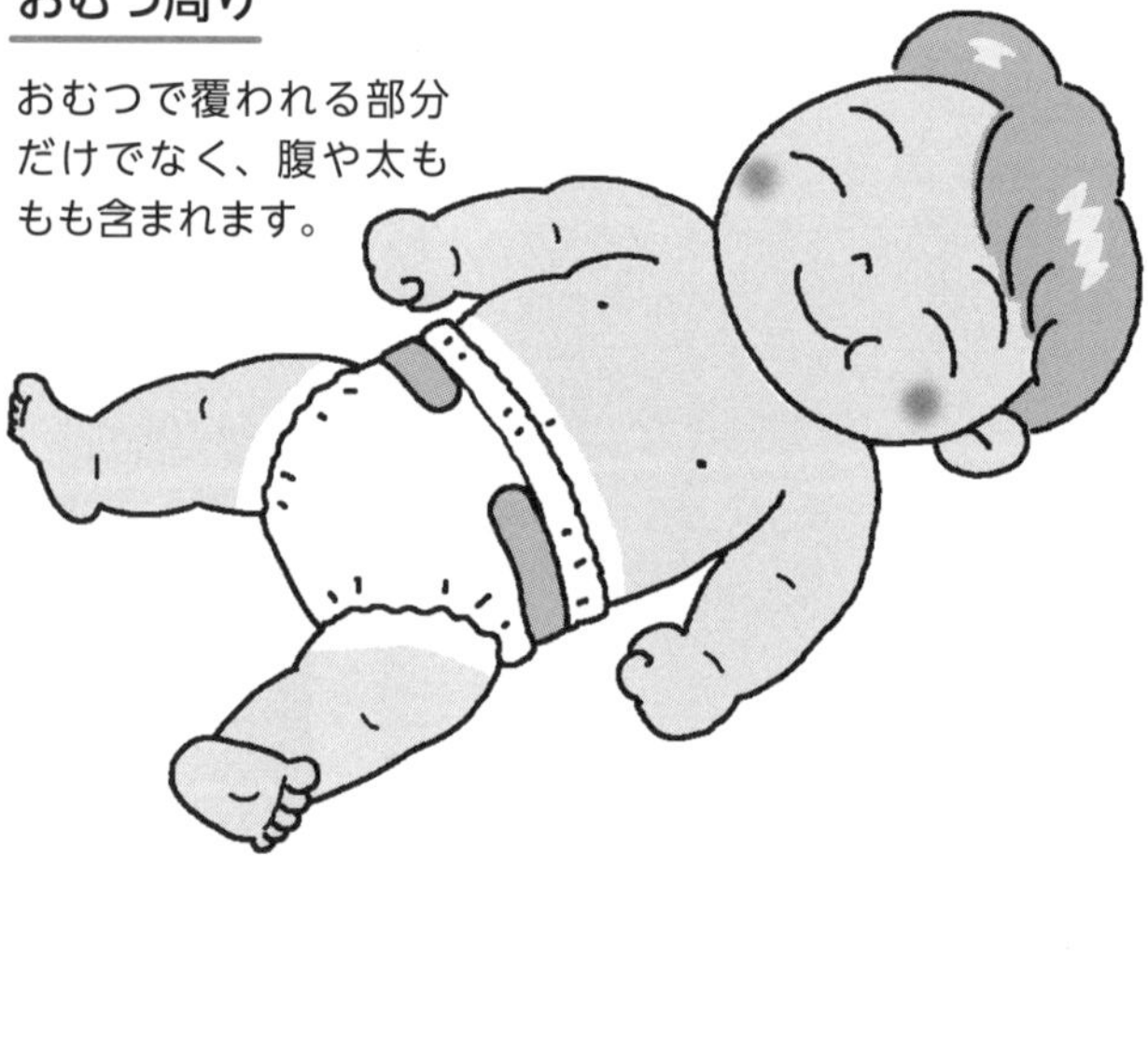

いのでていねいに汚れを取ってから、保湿剤を塗りましょう。

季節別の保湿剤の使い方

季節ごとに異なる湿度は、肌の状態と密接な関係があります。例えば春から夏にかけては湿気が出てくるので、この時期に肌が乾燥することは基本的にはありません。そのため、保湿剤はローションでも問題ありません。ただし北海道から東北地方にお住まいの方は、ほかの地域より湿度が低いので春先の3月頃まで軟膏が必要で、そこからクリーム→ローションと徐々に替えていきます。

湿度の高い夏場になっても皮膚が乾燥しているときは、アトピー性皮膚炎の症状です。この場合は保湿をするのではなく、アトピー性皮膚炎の治療をすることが必要です。

また、秋冬は10～11月くらいから徐々に乾燥してくるので、保湿剤を軟膏に変更するとよいでしょう。ポイントは乾燥してから替えるのではなく、乾燥する前に替えることです。

保湿剤に関するNG

よく見られる、間違った保湿剤の使い方や塗り方を紹介します。保湿剤は正しく使って初めてその効果が発揮されます。今一度、ご自分の保湿方法を確認してください。

◆思いつきで塗ってしまう

塗る順番を決めずにそのときそのときの思いつきで塗っていると、塗り残しが出るケースが多く見られます。そうするとその部分だけ症状が悪化してしまいます。塗る部分が多くある場合は特に気をつけましょう。肌は手をかければかけるほどよくなっていきます。毎日のていねいな手入れが大事です。

◆量が少なすぎる

先にも説明しましたが、保湿剤はたっぷりと塗らなければ効果は減ってしまいます。思っているよりも多い量を塗る必要があります。塗る量はティッシュペーパーをつけて確認してください（P34参照）。

◆自分の判断で保湿を止めてしまう

治療をしてアトピー性皮膚炎の症状が落ち着いてくると、自分の感覚で「これでよくなった」と判断して、保湿を止めてしまうことがあります。これは症状の重い人によく見られるケースです。おそらく症状が軽くなったので、「これでよい」と錯覚するのだろうと思われます。このような人たちは、「症状のない状態が本来の自分の姿である」ということが正しく理解できていないのでしょう。そのため、少しよくなるとそれで目標が達成されたと勘違いをしてしまうのだと思います。

よい肌の状態とは、「症状がゼロを維持できている」という状態です。これをゴールとしていれば、例えば「これまでよりよくなった」という段階や「いったんはよくなったけど、毎日塗っていたステロイドを週2回に減らしたら、肘に再発した。再発の程度は以前よりは比べ物にならないくらいよくなった」という段階は、まだ治療の途中なのです。

◆可食成分や植物成分入りの保湿剤を使う

「ナチュラル」や「オーガニック」という言葉には、「健康的」「体によさそう」などのプラスのイメージがあります。しかしアトピー性皮膚炎の治療では、食物アレルギーなど、ほかのアレルギー症状を高い確率で引き起こす原因になります。

これは花粉症の患者さんの話ですが、植物成分入りの保湿剤を塗ると、体の中で皮膚が薄い部位である顔が、いつも痒くなっていました。そこである日、その保湿剤を止めてみると、途端に顔の痒みがなくなったというケースがありました。その患者さんは、保湿剤を塗ると顔は痒くなるものだと思い込んでいて、保湿剤に含まれている植物成分が痒みに関係していたとは、思いもしなかったようです。

◆保湿剤を塗っていれば完全に予防でき、いつかは治ると信じている

乳児のお母さんによく見られるケースです。保湿剤はアトピー性皮膚炎の予防を期待して塗るのですが、湿疹が出てしまうこともあります。実は、保湿剤

で乳児のアトピー性皮膚炎を予防できる確率は30～50％程度で、完全に予防できるわけではありません。アトピー性皮膚炎の症状が出てしまったら、ステロイドなどの治療薬を使った治療に切り替えなければなりません。

しかしお母さんの中には、保湿剤を塗っていれば必ず湿疹は治ると信じている方もいます。治療薬を使わず、保湿剤を毎日塗り続けた結果、症状はみるみる悪化し、かえって長い治療期間が必要になることがあります。湿疹がまだ軽い初期から治療をしていれば、必要最低限の量のステロイドと治療期間で済むのです。

コラム

クレンジングにも気をつけて！

肌の状態は、化粧落としのクレンジングに注意するだけでも、改善されます。

まずは、**手作りのクレンジングは厳禁！**　です。クレンジングにはいろいろな種類、素材があります。しかしこの中で、手作りをうたっているものはおすすめできません。なぜなら、手作りでは洗浄力がとても強く、肌の脂分（皮脂）や普通にある皮膚のバリアも流してしまうことがあるのです。

また、**保湿剤同様植物や可食成分が配合されているものもＮＧ**です。アレルギーを引き起こすおそれがあります。さらに、**オイル系のクレンジングシート**もよくありません。こすることで、何度も肌に刺激を与えてしまうからです。

理想はクレンジングをできるだけ使わない、つまり化粧はできるだけ薄くすることが望ましく、その化粧もできればしないほうがよいことは言うまでもありません。

第2章

タイプ別　最適な保湿方法

前の章では、保湿剤の種類や特徴、その塗り方などを説明しました。アトピー性皮膚炎の治療にとって、保湿がどれほど大切なのか、そして基本的な保湿方法を理解してもらえたと思います。保湿をすることによって、肌の水分がなくなるのを防ぐ「バリア機能」をサポートすることができます。そして保湿を続けることが、アトピー性皮膚炎の症状がない、痛くも痒くもない状態を続ける唯一の方法なのです。この章では、そうなるための、保湿剤の最適な使い方を説明していきます。

保湿の効果を最大限に発揮するためには、保湿する人の肌の状態に合わせて使う保湿剤を選ばなければなりません。本書では、肌のタイプを4つに分けます。以下にそれぞれのタイプの特徴を挙げ、タイプに合った保湿剤やその塗り方などを紹介します。自分の肌がどのタイプなのかを判断して、自分に合った保湿を試してください。ただし、肌の状態はアトピー性皮膚炎の状態や年齢、ライフスタイル、ストレスの程度によって大きく変わります。そのときどきの肌の状態によって、保湿剤を替えていくことが大切です。

自分の肌のタイプを知る

アトピー性皮膚炎の症状は、一人ひとり違います。性別、年齢、生活環境、体質など、たくさんの要素が複雑に関係しています。本来であれば、医師が患部を診て、これまでの話を聞き、最もよい保湿剤の使い方をトライアンドエラーで探すのがベストですが、自分でも「どのようなタイプのアトピー性皮膚炎なのか」、そして「どのような肌をしているのか」という2つの要素を確認することで、4つのタイプに分類することができます。目安ではありますが、自分に合った保湿方法を探す参考にしていただけると思います。

人の皮膚（肌）の構造と働き

さて、4つの肌のタイプを紹介する前に、そもそも皮膚（肌）は、どんな構造をして、どのような働きをしているのかを確認します。

皮膚は3つの階層からできていて、外側から表皮、真皮、皮下組織と重なっています。それぞれを説明します。

◆表皮

厚さはとても薄く、約0・2ミリメートルの膜です。表皮はさらに、外側から角層、顆粒層、有棘層、基底層の4つの層からできています。いちばん内側の基底層では新しい細胞がつくられます。できた細胞は分化を繰り返しながら、だんだんと表面に押し上げられて角層となります。そして最終的に「あか」となって、はがれ落ちてしまいます。このような皮膚の生まれ変わりを「ターンオーバー」と言います。性別や年齢などで期間は違いますが、40〜50日で皮膚のすべての細胞が入れ替わっています。

表面の角層は、角層細胞がレンガのように積み重なっています。これによって、体内の水分が外界に失われていくのを防ぎ、外界からの刺激をブロックしています（バリア機能）。角層細胞はその後、さらに表面に押し上げられて、最終的にははがれ落ちます。

◆真皮

真皮は、厚さが表皮の数倍から数十倍の、弾力性のある層です。血管や神経、リンパ管などが通っています。真皮を通る神経は、痛い（痒い）、触った、熱い、冷たいなどの、刺激のセンサーです。また、真皮には暑いと汗を出して体温を下げ、寒いと毛を立たせて寒さを防いで体温を保つ働きがあります。

◆皮下組織

脂肪が多くあるので「皮下脂肪組織」とも言われます。平均的な厚さは、頭部や額などで約2ミリメートル、そのほかの部位では4～9ミリ

皮膚の構造

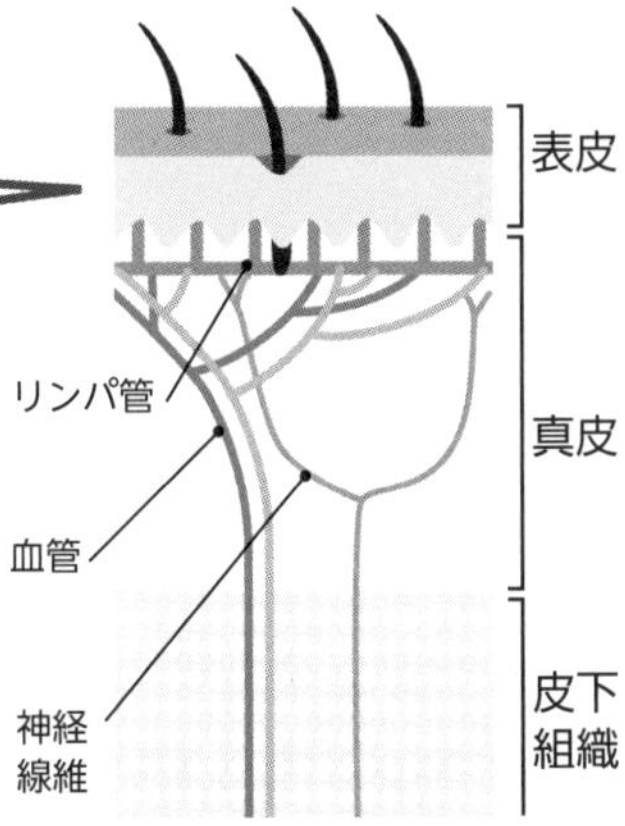

表皮の構造

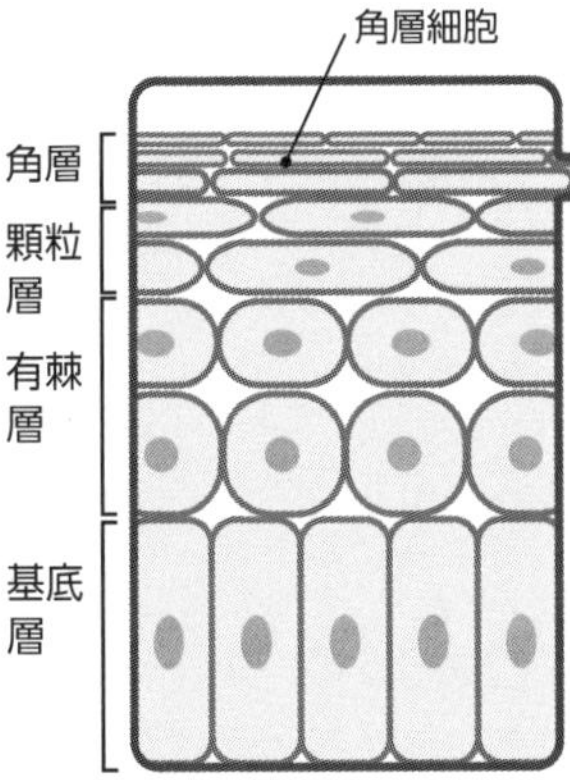

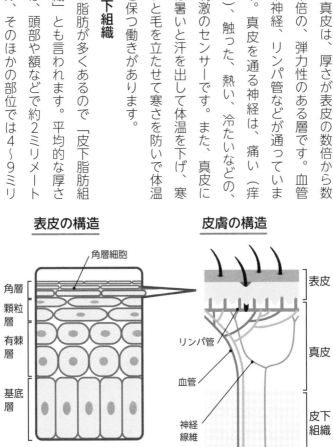

メートルです。血管や神経、汗腺などを保護しています。皮下組織には、外部からの刺激を和らげるクッションの役割や、エネルギーを脂肪として蓄える役割、さらには保温機能もあります。

皮膚は、人の体全体を覆っている臓器で、その表面積は成人の男性で約1・6平方メートル、畳約1枚分もあります。重さは体重の約8%ですから、体重50キログラムの人であれば約4キログラム。厚さ（表皮と真皮の厚さ）は部位によって違いますが、平均は約1・4ミリメートルです。いちばん厚いのは頭頂部で2・35ミリメートル、いちばん薄いのはまぶたで、0・6ミリメートルです。

皮膚のおもな役割は、外部の刺激から体を守ること、体内の水分がなくなるのを防ぐこと、体温を調節することなどです。寒いときに鳥肌が立った経験があると思いますが、これは寒さで体温が下がるのを防ぐための反応です。皮膚は、体の中にあるすべての臓器を守り、外界と広く接し、人が生きていくうえでなくてはならない大事なものなのです。

肌とアトピー性皮膚炎の種類で分類したタイプ

さて、4つの肌のタイプですが、「どのようなアトピー性皮膚炎なのか」と「どのような肌をしているのか」の2つの要素を組み合わせて分類します。2つの要素は、それぞれ次のように分けられます。

◎どのようなアトピー性皮膚炎なのか　↓　**外因性**もしくは**内因性**
◎どのような肌をしているのか　↓　**乾燥肌**もしくは**うるおい肌**

各タイプに便宜的にA～Dとつけて、次の4つのタイプに分類します。

◆**タイプA**…外因性のアトピー性皮膚炎で、乾燥肌
◆**タイプB**…外因性のアトピー性皮膚炎で、うるおい肌
◆**タイプC**…内因性のアトピー性皮膚炎で、乾燥肌
◆**タイプD**…内因性のアトピー性皮膚炎で、うるおい肌

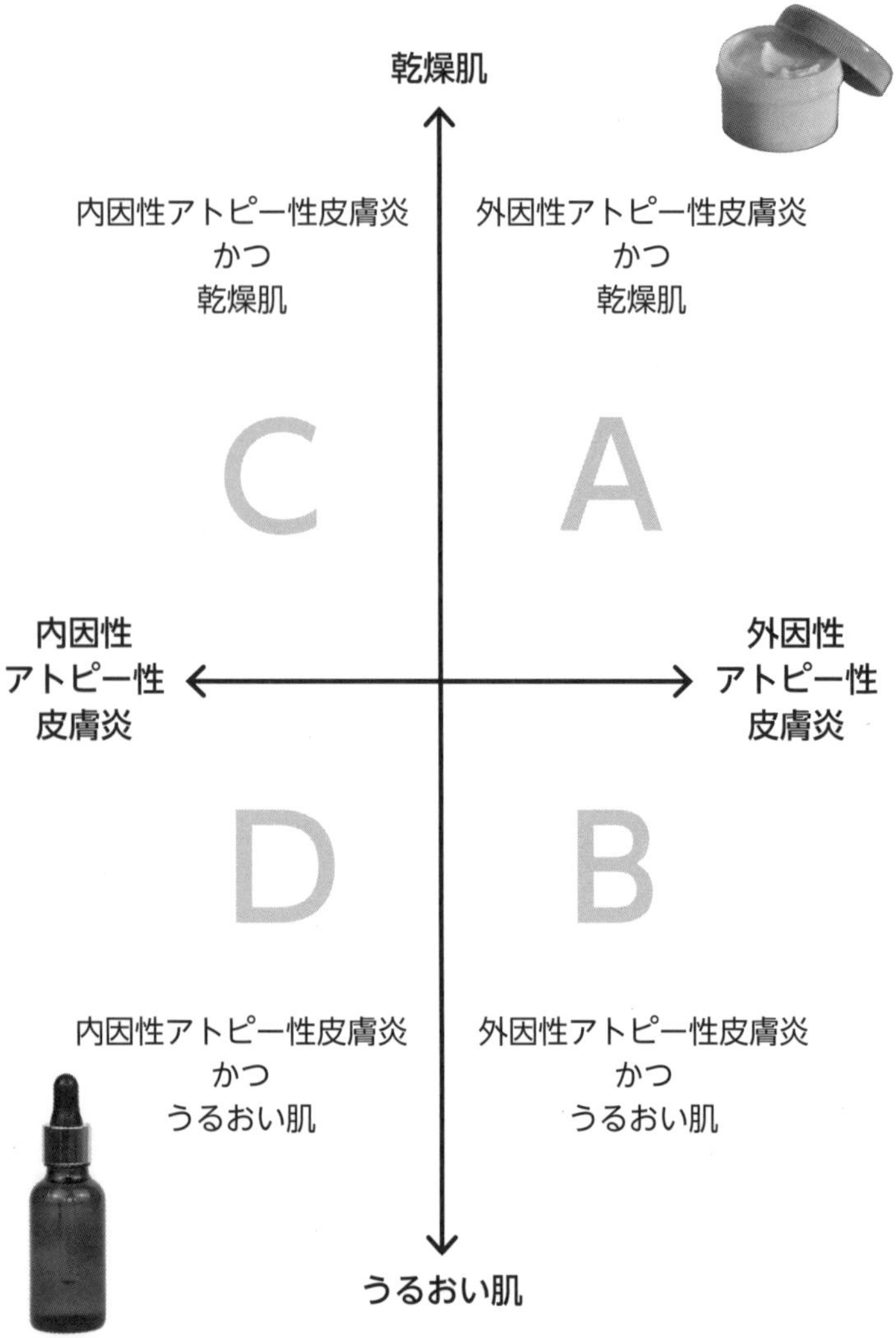

乾燥肌
内因性アトピー性皮膚炎
かつ
乾燥肌
外因性アトピー性皮膚炎
かつ
乾燥肌
C
A
内因性
アトピー性
皮膚炎
外因性
アトピー性
皮膚炎
D
B
内因性アトピー性皮膚炎
かつ
うるおい肌
外因性アトピー性皮膚炎
かつ
うるおい肌
うるおい肌

「外因性」と「内因性」とは

肌を4つのタイプに分けるためには、アトピー性皮膚炎の種類が「外因性」と「内因性」のどちらであるかを判断します。この2つを判断する基準は、「アレルギー体質であるかどうか」という点です。アレルギー体質とは、簡単に言うと「アレルギーを起こしやすい体質」ということです。

少し専門的になりますが、医学的な定義としては「総IgE」が高いか低いかで外因性か内因性かを判断します。この「総IgE」は、アレルギーを起こしやすい体質かどうかをみる指標のひとつ。病院で血液検査をしたことがある人であればご存じかもしれませんが、検査結果の表の項目に、「IgE」もしくは「総IgE値」を見つけることができると思います。外因性の場合は、その値がかなり高く、2万や3万などと極端に高い数値になることもあります。一方、内因性の場合の数値は5未満と、多くの人は数値上の異常は見られません。

です。

◆外因性アトピー性皮膚炎の特徴

アトピー性皮膚炎の患者さんの8～9割の方が、外因性のアトピー性皮膚炎

外因性のアトピー性皮膚炎の患者さんは、アトピー性皮膚炎だけにとどまらず、次から次にアレルギー反応を引き起こしていく確率が高くなります。アレルギー性鼻炎や小麦アレルギーなどのアレルギーを持っている、アトピー性皮膚炎の患者さんの多くは、外因性と考えられます。さらに、乳児期などの小さい頃から現在まで、アトピー性皮膚炎に悩まされている患者さんは、外因性であることが多い印象です。

なお、外因性の患者さんの場合は治療薬に反応しやすいので、内因性よりも短い期間で症状を抑えることができます。

◆内因性アトピー性皮膚炎の特徴

肌については、体全体はそれほど乾燥することなく、むしろしっとりしている場合が多くあります。患部だけはカサカサすることもありますが、たいてい

は湿疹や大きな結節（しこりのようなもの。この場合は潰瘍に近い）が飛び石状にできていることが多い印象があります。内因性のアトピー性皮膚炎の患者さんには、アトピー性皮膚炎以外にアレルギーの疾患がない場合が多く見られます。さらに、子どもの頃からアトピー性皮膚炎の症状はあったが、大人になって一気に悪化した患者さんも内因性であることが多く、アトピー性皮膚炎の症状が重篤な患者さんも同様です。

また内因性アトピー性皮膚炎は症状が一気に悪化しやすく、なかなか落ち着きません。

「乾燥肌」と「うるおい肌」とは

この言葉は、化粧品のコマーシャルでよく耳にしますよね。

表皮のいちばん外側の角層は、角層細胞がレンガ状に重なっていて、体内の水分が蒸発しないように保護をしています。角層内には、普通は角層の成分の20～30％の水分が蓄えられていると言われています。この水分が20％よりも少なくなった状態を「乾燥肌」と言い、手で触るとカサカサ、またはザラザラしています。冬は暖房を多く使うため部屋の空気が乾燥し、肌の水分も蒸発しやすくなるので、乾燥肌になりやすい傾向があります。

角層の水分が20〜30%であれば、「うるおい肌」と言ってもよい状態です。

4つのタイプの特徴

P61で説明した4つのタイプの状態について、特徴を説明します。これらを参考に、自分の肌のタイプを確認してみてください。

◆タイプAの特徴

外因性のアトピー性皮膚炎で乾燥肌の方は、肌の水分がすでに失われている状態で、さらに肌のバリア機能が低下していると考えられます。アトピー性皮膚炎の症状が治まっていない状態なので、保湿剤だけではなく、ステロイドと保湿剤を使って治療しなければなりません。

◆タイプBの特徴

外因性のアトピー性皮膚炎でうるおい肌の方は、症状の悪化がステロイドと保湿剤で治療をしたことで落ち着いている状態です。タイプAの人がアトピー性皮膚炎を治療すると、このタイプBになります。

◆タイプCの特徴

内因性のアトピー性皮膚炎で乾燥肌の方は、純粋な乾燥肌とは異なります。全身の広い範囲が悪化しやすい外因性に比べて、部分的に重症化する印象が強い内因性では、単なる乾燥ではなく、アトピー性皮膚炎が悪化していると考えたほうがよいでしょう。ステロイドと保湿剤で治療する必要がある状態です。

◆タイプDの特徴

内因性のアトピー性皮膚炎でうるおい肌の方。実はこのタイプが、アトピー性皮膚炎の治療としては最も難しく時間がかかります。それは、肌の状態がよい部分と悪い部分が入り交じっているからです。よい部分はまったく症状もなく肌もしっとりして状態はよいのですが、悪い部分は擦り傷のようにボコボコになっている場合がよく見られます。その場合、よい部分はきれいなので、症状が少し出始めても「少し様子を見よう」と、治療の開始が遅くなってしまうことがあるのです。ステロイドや保湿剤で早めに対処をしていれば、回復にそれほど時間がかからない場合も多いのですが、治療のスタートが遅くなってしまうと、手こずってしまうケースがよく見られます。

タイプ別の保湿剤

アトピー性皮膚炎の治療は、患者さんの症状を見ながら、ステロイドについては、どの強さのものをどれくらいの頻度で塗っていくのかを決定します。ステロイドはその効果の強さによって段階がありますが、アトピー性皮膚炎の治療では、患者さんの症状に合わせてステロイドの強さを決めていきます。症状で強さを決めるというのは、その湿疹に対してステロイドが強いのか弱いのかを判断することで、薬剤自体の強い弱いで決めることではありません。

一方、保湿剤については、4つのタイプごとに適している種類が挙げられます。

参考にしていただき、いろいろなものを試してご自分に合った保湿剤を見つけてください。

◆タイプAの保湿剤

油分成分が強めで、ヘパリン類似物質配合の医薬品で、処方が必要です。このタイプはアトピー性皮膚炎の症状が出ている状態なので、ステロイドを使った治療が必要です。

◆タイプBの保湿剤

タイプAの人の症状が落ち着いている状態のタイプBは、肌が健康な状態を保てるのであれば、自分の好み次第でローションでも美容液でもどちらでもよいでしょう。美容液を塗ったあとにローションを塗るなど、自分のベストな方法・組み合わせを見つけてください。美容液だけでも大丈夫な方もいます。

ただし、ヘパリン類似物質配合のクリームから、一気に美容液にするのは止めましょう。ヘパリン類似物質配合のクリームで健康な状態を維持できるようになってから、セラミド入りのクリームもしくはヘパリン類似物質配合のローションにしてみます。そしてそれでも大丈夫であれば美容液へと、徐々に替えていきます。段階を追っていくことが大切です。

◆タイプCの保湿剤

セラミド成分の入っている保湿剤がよいでしょう。ローションでもよいですが、3日ほど塗り続けても肌が乾燥している場合は、クリームに変更します。それでも乾燥する場合は、ステロイドを使った治療が必要です。

◆タイプDの保湿剤

湿疹がある場合は治療する必要がありますが、湿疹がなければアトピー性皮膚炎は落ち着いている状態だと判断できます。その場合は、植物成分や可食成分の入っていないもので、肌の状態を保てる保湿剤を医師と相談しながら探しましょう。ご自分に合っているものがベストの保湿剤です。

保湿と同じくらい大事な入浴と洗浄

アトピー性皮膚炎の治療には、保湿と同じくらいに「清潔さ」も大事です。ここでは入浴と洗浄のポイント、特に乳幼児のお風呂での洗い方を紹介します。

スキンケアって何？

ここでいうスキンケアとは、肌に付いた汚れや汗、細菌の中でも痒みの原因となる菌などの刺激物を洗い落として清潔にし、ステロイドや保湿剤を塗ることです。乳幼児の場合は、普通1日に1回のスキンケアをするのが望ましいとされます。それによってステロイドや保湿剤の効果が高まり、肌を清潔な状態に保つことで、アトピー性皮膚炎が治りやすくなります。

また、一年のうちでも、夏は特にスキンケアに気を付けなければいけません。かいた汗をそのままにしておくと、皮膚が悪化しやすくなります。

乳幼児のスキンケア

乳幼児のスキンケアで大事なことは、お風呂での洗い方です。赤ちゃんはなかなかじっとしていてはくれませんし、お湯や水が顔にかかると息ができなくなるので泣いてしまいます。しかし汗や汚れ、細菌、前に塗ったステロイドや保湿剤をきれいに洗い流さなければいけません。

ここでは赤ちゃんを洗うときのポイントを紹介します。

◆石けん

防腐剤や着色料、香料などの入っていない無添加のものを使います。植物・可食成分もNGです。固形石けんでは泡を立てるのに手間がかかるので、泡が出てくるボトルタイプのものがおすすめです。洗うときはスポンジなどは使わず、手で洗います。シャワーで流

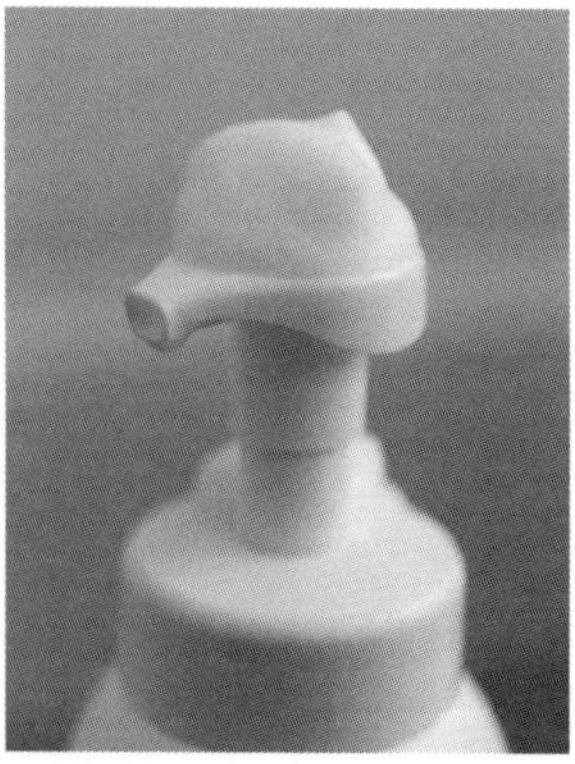

すときは、石けんが残っていると肌の状態が悪化するので、ぬめりがなくなるまでしっかりとすすぎましょう。拭くときは、タオルを軽く押し当てて水分を拭き取ります。

◆頭と顔の洗い方

頭を洗うときは、顔にお湯がかからないように上に向けて気をつけて洗います。頭を洗ったあとは、必ずドライヤーで乾かしましょう。頭皮をぬれたままにしていると、痒みの原因になります。

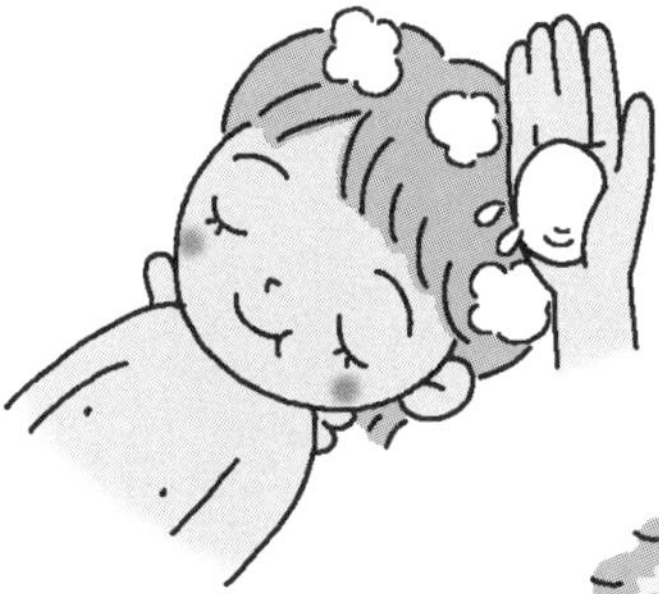

頭

顔を上に向けると、洗うときも流すときも、顔にお湯がかかりません。

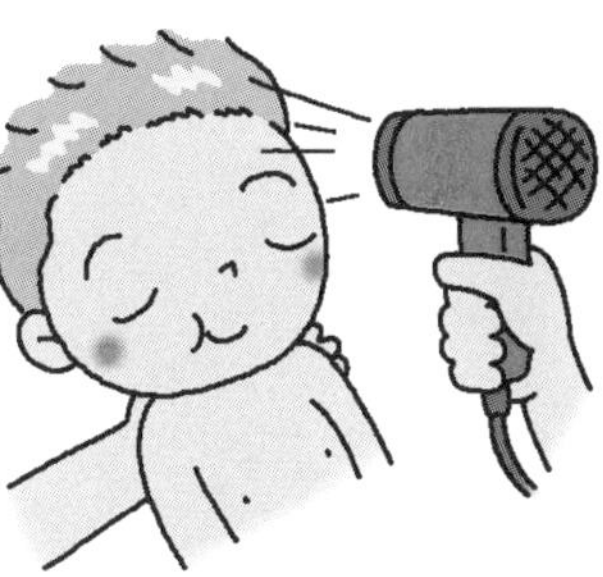

頭皮

ドライヤーで熱くならないように注意して頭皮を乾かします。

顔の洗い方には順番があります。まず頬と顎、額から鼻先へのTゾーンに石けんの泡をつけて洗い、お湯で流します。いったん水分を拭いたあと、次は口の周囲を洗います。そのとき「次はお口だよー」と声をかけて安心させてください。洗い終わったら水分を拭いて、最後に目の周りを洗います。

◆**目の周りの洗い方**

目の周りは、赤ちゃんが洗われることを嫌がる場所です。口の周りのときと同じように、「最後はお目めだよー」と声をかけ、まぶたを閉じ

顔

頬と顎とTゾーンを洗って流したあと、口の周囲を洗います。

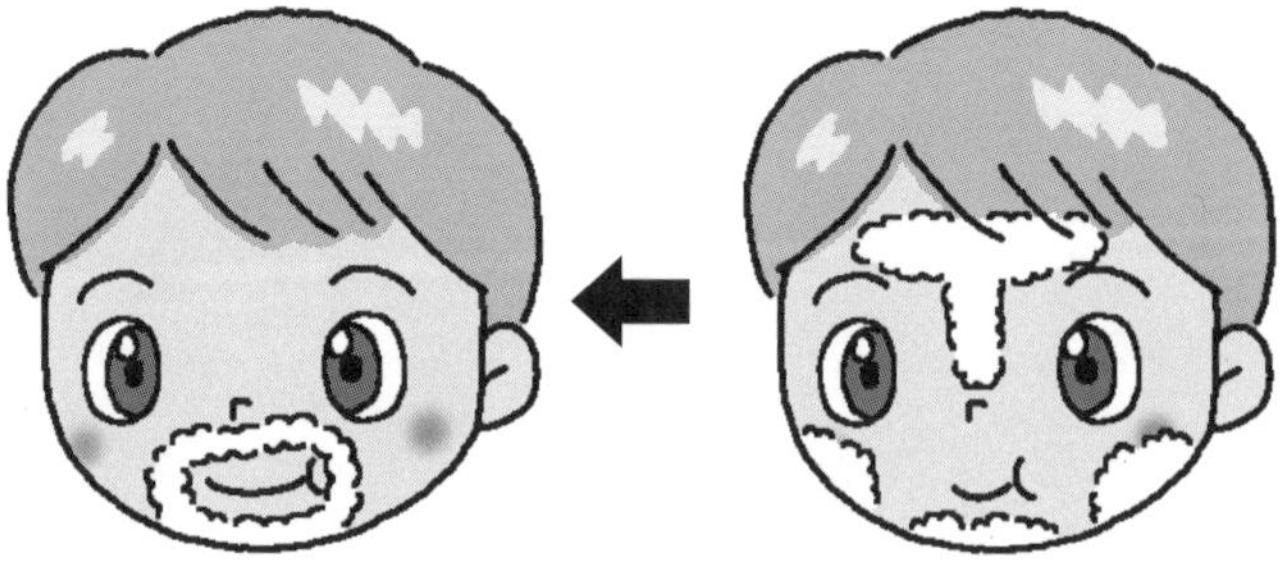

させるように目の上から下に向かって優しく洗います。石けんは目にしみるので、できるだけ目に入らないように気を付けます。そしてお湯を手ですくって拭くように洗い流し、タオルで拭き取ります。目を閉じるのは赤ちゃんにとって恐ろしいことなので、できるだけ手早く行いましょう。

◆シワのある部分の洗い方

脇や肘や手首、指の関節、股の付け根や膝や足首などのシワのある部分は、ていねいにシワを伸ばして洗いましょう。例えば指は、1本1本

目　目は上から下に優しく洗います。

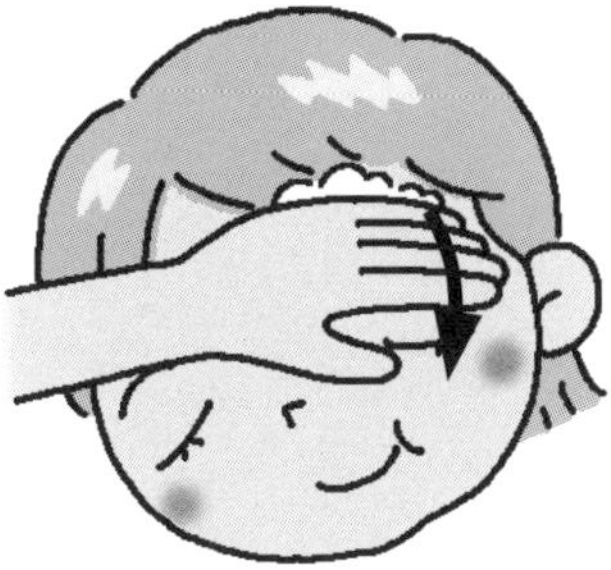

曲げてグーの形にして洗うと、関節のシワを伸ばして洗えます。
また、指と指の間も手で開いてあげて、しっかりと洗いましょう。

肘

肘の外側は、肘を曲げてシワを伸ばして洗います。

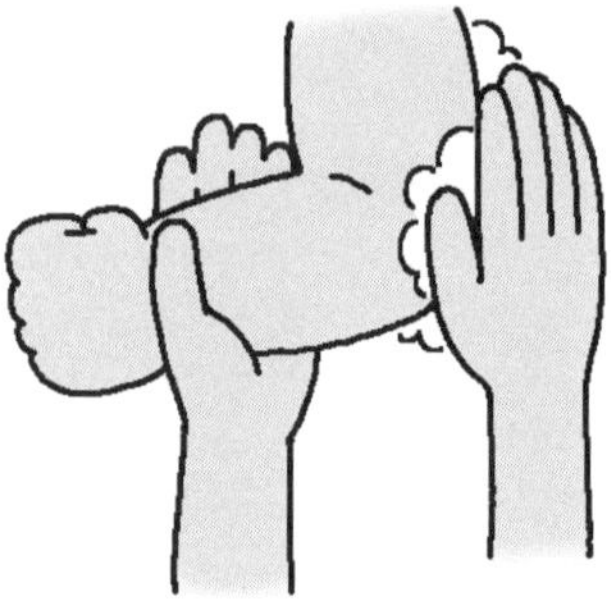

手

子どもの手をグーにして関節のシワを伸ばし、包み込むように洗います。

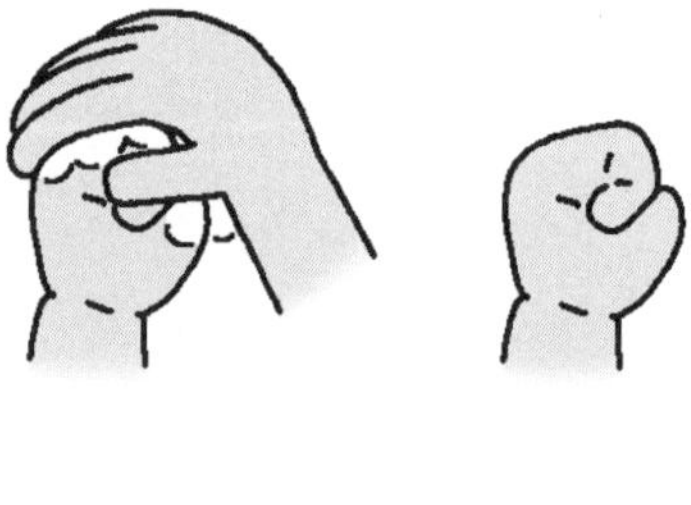

第3章

アトピー性皮膚炎の治療をあきらめていた人へ

私はこれまで約13年、アレルギーに関する医療に従事し、その過程で国内はもとより、多くの海外の学会にも参加し、最新の知識を学んできました。

アトピー性皮膚炎の患者さんについてはのべ約5万人診察しましたが、その中にはいろいろな患者さんがいて、それぞれ症状との格闘の歴史をお持ちでした。

たくさんの患者さんと話をして、気がついたことがあります。それは、アトピー性皮膚炎については、治療を途中であきらめたことのある患者さんが多いということです。

ほかの病気であれば、患者さんは治るまでひとつの病院に通うことが多いでしょうが、アトピー性皮膚炎の場合、症状がおさまるまでに時間がかかることが多く、転院をくり返した挙句に通院が滞り、最終的に治療を止めてしまうことが多いのです。

何が治療を難しくしているのか

治療をあきらめる人が多くいる最大の原因は、アトピー性皮膚炎が治りづらい病気だと思われていることではないかと思います。しかしそのほかにもいくつかあるのではないかと、私なりに考えてみました。

コミュニケーション不足が起こす悲劇

私のクリニックでは、アトピー性皮膚炎と同時に、ほかのアレルギーも一気に治療します。その治療方針を立てるために、診察にいらした患者さんとまず十分な時間をとって話をするようにしています。

大人であれば、例えば「肌の痒みや荒れているのを自覚したり、いちばんひどかった年齢は」、「どんな治療をして、その結果どうだったか」、「子どもの頃、症状が治らないことを自覚したのはいつか」、「そのほかのアレルギーや、遺伝（家族のアレルギー）について」などの話をします。子どもであれば、「生後何日くらいから肌が荒れ始めたのか」、「治療はどうしていたのか」、「何歳でアトピー性皮膚炎と診断されたか」、「離乳食は何か月で、何を食べてどうなったのか」、「寝具による症状があるか」、「喘息と言われたことはあるか」、「花粉や動物には反応するか」などについて聞きます。

そんなやり取りの中で、過去にアトピー性皮膚炎の治療を途中であきらめてしまったことがある患者さんかどうかがわかるのですが、その方たちの多くが、次のような経過をたどって治療中止に至っていました。

ステロイドや保湿剤などの治療薬を医師に処方され、それらがなくなってしまう前に病院に行き、また同じ治療薬を処方されて、塗る。このサイクルを数か月、場合によっては何年も続けているにもかかわらず、アトピー性皮膚炎が治る様子はまったくない。患者さんは、「本当に治るんだろうか」、「いつまで続ければ治るんだろうか」と悩みと疑問を抱えながらも、通院を続けるしかありません。それなのにいつまでたっても、同じ薬を同じように処方されるだけです。

やはり人間には限界があります。抱え続けた葛藤を、ある日意を決して「どうして治らないのでしょうか」と医師に質問をしてみました。すると、思いもよらない言葉が医師から返ってきました。

「本当に薬をちゃんと塗ってるの?」
「これがアトピー性皮膚炎だから」
「アトピー性皮膚炎の悪さはこんなものじゃないから」

普通に考えればこのように言われたら、「私は先生に言われたことを守って、ちゃんと薬を塗っています!」と、患者さんが怒っても仕方がないと思います。

しかし実際は、このような経験をした患者さんのほとんどは、言い返すことはありません。不安な気持ちを抱えながらも、医師に指示されたことを一所懸命に実行してきたのに、挙句の果てに言われた言葉があのようなひどいものにもかかわらず、です。患者さんが抱くのは、「何もわかってくれていないんだ」という怒りを通り越した「あきらめ」でした。その結果、患者さんは病院から足が遠のいてしまうのです。

あくまでも私個人の印象ですが、このようにアトピー性皮膚炎の治療に苦労される患者さんには、性格的に真面目で優しい人が多いように感じます。そのような患者さんは、理不尽なケースに遭遇しても相手を責めたりせず、アトピー性皮膚炎が治らないのは自分が原因だと、責任を背負ってしまうのです。先ほども出てきた医師からのあまりにひどい言葉に対しても、自分の責任であるとして、「何か自分に悪いところがあったんだろう」と考えてしまいます。そして病院に行きづらくなり、いつの間にか治療をあきらめてしまうのです。

なぜコミュニケーションが不足するのか

本来であれば、医師はしっかりと患者さんの言葉を聞き、二人三脚でいっしょにアトピー性皮膚炎を治していく姿勢でなければならないはずです。しかし、現実はそうではありません。その大きな原因として、日本の医療保険制度があるのではないかと、私は考えています。日本の医療保険制度では、同じ病気の処置であれば全国どこでも基本的に診療費は同じです。これは患者さんにとってはよい制度ですよね。病院の窓口で保険証を出せば、どこでも同じ値段で診察をしてもらえるのですから。

しかし医師にとっては違います。医師が行う医療行為は、診療報酬によって値段が決まっているのです。つまり、治療に時間をかければかけるほど、時間単位の収入は低くなっていく。アトピー性皮膚炎の治療は、ほかの病気、例えば糖尿病や高血圧症などよりもかなり低くなっています。そのため、診察に多くの時間をかければ、病院の収入が減っていきます。正しい医療を維持していくためには、お金のことを考えないわけにいきません。そうなると、医師が十分な時間をかけて患者さんの話を聞き、治療の方針を立てていくのはとても困難です。このように、患者さんと医師のコミュニケーション不足の原因は、患者さんによるものでも医師によるものでもないのです。

我が国の医療保険制度を支えているのは、全国民が加入している「国民皆保険制度」です。これは1961年に完成したものです。国民皆保険制度は、日本人の平均寿命を長くし、診療費用が公平である点など、世界からも評価されています。

この制度は病気になったときには世界最高ですが、病気になりたくない、またはできるだけ薬を使わない体になりたいと思ったときには、不公平感が生じてしまうのが実状です。このような日本の医療保険制度が、医師と患者さんのコミュニケーション不足の原因のひとつではないかと思います。

「ステロイドがおかしいから」という誤解

先の例のように、医師に言われた通りに治療を続けても症状がよくならない場合、普通に考えれば、症状が改善しないのに同じ治療法を続けていることが問題の原因であることは明らかです。これを解決するには病院を替えることが現実的であると思います。

しかし実際には、「医師や治療法がおかしいのが原因で、治らないのではないか」と、医師を疑うような患者さんはほとんどいません。悩んだ末に行き着く結論は、

「治療に使ったステロイドがおかしい。ステロイドが悪いんだ」というものです。事実、自分でステロイドのことを調べてみた結果、怖くなったり、よくわからなくなったりで、そのうち何もしなくなった患者さんが多くいらっしゃいます。さらには、一部の患者さんはステロイドの使用を拒否して、合併症を招きかねない「脱ステロイド」を始めてしまう場合もあるのです。

治療をあきらめてしまったあなたに伝えたいこと

アトピー性皮膚炎の治療を途中で諦めたけれど、再び私のクリニックで始める患者さんが、多くいらっしゃいます。その方たちの話を聞いて、感じることが多々あります。以下、それらについて説明をしていきます。

医師はみんなが同じ治療をするのではない

アトピー性皮膚炎の治療を諦めてしまった経験のある患者さんたちの多くは、

「医師であれば誰でも治療は同じだろう」と考えているように思われます。しかし、これはまったくの誤解です。

患者さんにこのような勘違いをさせる原因のひとつに、先にも述べた医療保険制度の影響があると考えます。

現在の日本の医療保険制度では、健康保険を使って受ける治療の対価は、日本全国どこの病院でも基本的には同じです。そのため全国のどの医師も同じ治療をしていると思われがちですが、実はそうではありません。医師によって、治療法は変わってくるのです。

アメリカなどの海外では、医師自身が治療費を決めることができます。そのような環境であれば、治療費が高い医師のほうが腕がよいだろうと患者さんも予想できます。なぜなら治療費が高くても患者さんが集まっているということは、名医である可能性が高いからです。

しかし日本では、美容以外どこに行っても治療費は同じなので、医師の腕は同じであろうと想像してしまいそうですが、実は違います。医師の腕の良し悪しははっきりとあり、治療法も治し方にも差があるのです。

勉強熱心な医師であれば、当たり前のように毎日海外の論文などにも目を通して新しい治療法を試みるなど、日進月歩で知識と技術を磨いています。私の周りの医師たちはこれが普通ですが、残念ながら世間一般ではこのような医師はそれほど多くはいません。

最初に診察してもらった医師の治療で治らなかったら、ほかの医師に替えるという選択も必要ではないでしょうか。

医師は替えてもよい

長期間同じ病院に通っているがよくならない、または通っている病院の医師とは何かが合わないと感じている場合は、環境、つまり病院や医師を替えることをおすすめします。

皆さんの中には、「病院は同じところに通い続けなければいけない」と思っている方も多くいらっしゃるでしょう。しかしこれは、患者さんはもちろんですが、医師にとってもストレスがかかることなのです。症状が改善しないことにいら立ちながら通い続けていると、どうしても態度や言動に出てしまい、医師と衝突してしまうこともあります。自分が合わないと思っているときは、医師も合わないと思っていると考えて差し支えありません。

また、「病院を替えたいけれど、すでに次回の予約を入れているから、キャンセルするとブラックリストに載ってしまい、ほかの病院でも診察してもらえなくなるのでは…」と心配される患者さんもいます。確かに病院にはブラックリストのようなものはありますが、ここに載るのは医師に暴言を吐いたり、診療費を払わなかったりした患者さんです。さらにこの情報が病院間で共有されることはほとんどありません。予約を入れている場合は、診察予定日までに余裕のある段階であれば、キャンセルをしてもまったく問題ありません。

そもそも病院を替える場合、紹介状をもらう必要がなければ、そのことを病院に言う必要はありません。行かなくなればよいだけです。病院を替えることは悪いことではありません。極端なことを言えば、自分が納得するような医師に会うまで、病院を替え続けるべきだとも思っています。ご参考までに、病院の探し方はP95で説明しています。

医師への症状の伝え方

私のクリニックの患者さんからよく聞くのは、「これまでの先生はほとんど話を聞いてくれなかった。診察はわずか数分で、あとは薬を処方されるだけ」ということです。みなさんの診察状況はいかがでしょうか。くり返しますが、残念ながら日本では現在の診療報酬による制度が原因で、健康保険で診察する場合は、診療時間は短くならざるを得ません。

このような診察を避けられない場合、患者さんのできることは、診察のときの医師とのコミュニケーションにおいて、的確さと簡潔さを心がけることです。短い診療時間の中で、自分の症状と希望することをしっかりと伝えることが大事です。具体的には、アトピー性皮膚炎の症状の経過を伝えるときは、約10秒にまとめます。約10秒あれば約80文字の文章を話せます。経過を伝えるにはこれで十分でしょう。

例えば、

「毎日塗っていたステロイドを、週2回にしました。2週間後の3日前から肘の内側と膝の裏側が悪化してきました。ほかの部分は悪化していません」

といった具合です。80文字を超えてしまう場合は、余計な情報が含まれていると考えてよいでしょう。必要ならば補足情報（「毎回風邪を引くと悪化してリンデロンで2日で治まるが、今回は治まらない」など）も簡潔に伝えましょう。

また、自分の希望（最近出てきた腕の湿疹を治したいなど）もはっきりと医師に伝えましょう。診察の時間は限られているので、医師は患者さんが何を希望しているかなどは、患者さんが言わなければわからず、推測することはできません。医師に伝えるべきことは、あらかじめメモなどにまとめておくことをおすすめします。

ステロイドの間違ったイメージ

アトピー性皮膚炎の治療薬であるステロイドについて、「ステロイド依存」という言葉を耳にしたことがあると思います。このような言葉が生まれているように、ステロイドに対して過剰な拒否反応をお持ちの方が多くいらっしゃるのが現実でしょう。

確かに2000年以前に行われていた治療では、ステロイドを段階的に効果の強いものに切り替えていったり、症状が治らない程度のステロイドを塗り続けて、その結果ステロイドが止められなくなったりということもありました。このようにステロイドがないと悪化するために止められない状態が「ステロイド依存」です。

しかし、現在ではステロイドは、症状を抑えて保湿剤だけの治療に移行するためのつなぎとしてとらえられています。現在のアトピー性皮膚炎の標準的な治療では、ステロイドを大量に長期間使い続けることはありません。症状に合った適切な強さのステロイドを使って一気に症状を抑え、そのあとは段階を追って弱いステロイドにしたり、ステロイドを塗る頻度を下げたりします。その経過は患者さんによって大きく変わります。やがてステロイドを使うことはなくなり、保湿剤のみへと変えていきます。

そもそもステロイドとは、体内でつくられる物質です。薬として使う場合は、体内でつくられる量では足りないので、外から補充するというイメージです。

ステロイドの副作用として「免疫抑制」や「成長障害」などが起こると言われていますが、これらは塗る場合ではなく、内服で使用した場合に見られるものです。また、1990年代に使われていた塗るステロイドは、保存剤の性質があまりよくなかったので、いろいろな問題があったのは確かです。しかし現在ではその問題は解決されています。

ステロイドに対する誤ったイメージは依然ありますが、きちんと説明してこなかった私たち医師にも責任があるのではないかと考えています。ステロイドの正しい知識と正しい使い方を、患者さんをはじめとして、多くの方々に伝えていかなければと思っています。

脱ステロイドを選んだあなたは悪くない

医師の示したステロイドによる治療が、本人に合わずに結果が出なかった際に、医師が批判されることはありません。その代わりに、治療薬のステロイドが悪いからだというように変換してしまうケースがよく見られます。さらに「ステロイドの副作用」という、内服と混同した間違った噂を信じてしまい、ステロイドを目の敵にしてほかの治療法を自分で探すようになり、その結果、脱ステロイドへとたどり着いてしまうのです。

つまり、医師とのコミュニケーション不足が原因となり、間違ったステロイドの噂を信じてしまったという不幸が重なって、ステロイド治療を捨ててしまっただけなのです。

医師という存在

私はこれまで多くの患者さんを診てきました。その中にはいろいろな方がいらっしゃいましたが、特に気になっているのが、医師の私に初診のときから敵意を持っている患者さんたちです。その患者さんは、初めから私に対して戦闘態勢をとっていました。私の発言で、ご自分の考えに反することがあれば、すぐに私に反論しようと用意しているのが、はっきりとわかりました。このような人の多くは、アトピー性皮膚炎の治療を一所懸命真面目に頑張ってきたのにまったく治らないか、自分の子どもがそうであるというケースでした。

おそらくこれまでにたくさんの病院を訪れ、たくさんの治療をしてきたであろうことは想像できます。そして治らなければ、それは医師への恨みとなることも理解できます。ですが、医師はやはり患者さんといっしょに治療をする協力者です。決して敵ではありません。医師も人なので、敵視されれば協力しようとする気持ちも薄れてしまいます。医師にこびる必要はまったくありませんが、敵として見ることは結果として自分が損をすることになります。

明らかに医師の態度に違和感がある場合

患者さんにも好ましくない態度の人はいますが、それに負けないくらいにひどい医師もいます。患者さんから聞いた話ですが、以前かかっていた医師に、症状が悪化してきたので診てもらいにいったそうです。そうするとその医師は悪化した患部を見て、「これくらいの症状はアトピー性皮膚炎のうちには入りませんよ。本当のアトピー性皮膚炎はもっとひどいから」などと言い放ったそうです。

これはあまりにもひどすぎる例ですが、このような医師がまだいることは事実です。医師の権威を利用し、不勉強な自分を棚に上げた発言には、開いた口がふさがりません。同じ医師としてとても残念で、患者さんに申し訳ない気持ちでいっぱいです。このような医師に診てもらっているのであれば、すぐに病院を替えるべきだと思います。

よい病院の探し方

日本の病院でも、医師の腕や考え方、さらには治療法に違いがあることは先に説明しました。それでは、どのようにすればアトピー性皮膚炎を治してくれる、自分に合った医師に巡り合えるのでしょうか。そのためのポイントをいくつか紹介します。

治療のゴール＝目標をずらさない

よい医師に巡り合うためには、必要なことがあります。それは「アトピー性皮膚炎をしっかりと治療して、症状のない状態にする」というゴール、つまり自分の目標をしっかりと決め、ブレずにそれに向かって進むことです。治療を諦めてしまう人の多くは、「症状のない状態にする」というゴールが、いつの間にか「病院に通うこと」自体に変わってしまっていました。

また、症状が治らない患者さんからよく聞いた言葉に、「周りの評判がよいから、症状は治っていないけどその病院に通い続ける」というものがありました。病院や医師を選ぶときは、あくまでも自分の目標に向けていっしょに治療していけるか、という基準で選んでください。

病院の探し方

ここでは、インターネットで自分に合いそうな病院を探す際のポイントを説明しておきます。

まずは、よい医師の条件ですが、

◆自分の性格とライフスタイルに合っている

◆自分のゴールを達成してくれる

という点です。よい医師かどうかは人によって変わってくるのです。

医師を探す具体的な方法は、次の通りです。

①周囲の人（ベストは意見の合う友人）の口コミと、治り具合を確認する

②ホームページで医師の経歴を確認する

③院長であれば、ブログや動画共有サービスなどで考え方の確認をする

④その医師のSNSをチェックして、自分とライフスタイルや意見が合いそうかどうかをチェックする。子どもを受診させたい場合、その医師に子どもがいるときは、自分と教育方針が合っているかを必ずチェックする

⑤動画共有サービスやSNSをチェックし、実際に参加してみる

⑥書籍を出版していれば、それもチェックする

②についてですが、アレルギーに精通した医師かどうかをチェックするには、次のポイントを確認します。

・執筆論文で、アレルギーに関する論文を書いているか
・アレルギーの学会で発表しているか
・アレルギー関連の講演会をしているか

これらは、アレルギー患者さんを数多く診ており、難しい患者がその医師に集まっていることを示す指標です。また、ホームページのお知らせで「アレルギー学会のため休診、院長不在」などがあれば、その医師は常時最新の知識を勉強している可能性が高いでしょう。

インターネットでただ単に検索するだけでは、広告費をかけているクリニックが

出てくるだけです。このようなポイントを参考に探してください。

そしてそのような病院が見つかったら、たとえ飛行機を使わなければ行けないほど遠くにある病院でも、まずは受診してみましょう。新型コロナウイルスの感染拡大によって、オンライン診療をしているかもしれません。行っていなくても、これからの人生を考えると、思い切って足を運ぶという選択もあります。

事実、私のクリニックは北海道ですが、患者さんは日本全国にいらっしゃいます。これは私が何か変わった特別な治療をしているというわけではなく、友人であるアレルギー医のクリニックでも同じ状況です。これまで治らなかったということは、これまでとは違う新しい視点で、考えて行動する必要があるのではないでしょうか。

近くである必要はない

私のクリニックにいらっしゃる患者さんからは、症状の経過やどのような病院にかかっていたかなどについて、時間をかけて話を聞きます。すると、複数の病院にかかったことのある患者さんには、ご自分のお住まいやお勤め先など、通院しやすい範囲内にある、いくつかの病院を転々としていたというケースがほとんどなのです。

まったくとは言い切れませんが、そのような形で病院を替えても、治療法や処方する薬に関しては大きな変化はないのではないでしょうか。そうであれば、いくら病院を替えても結局はアトピー性皮膚炎はよくなりません。症状が軽い患者さんであればそれでもよいかもしれませんが、日常生活に支障をきたしてしまうほど重症な患者さんであれば、それはあまりにも気の毒です。わらにもすがる気持ちで次々と病院を替えても、結局はほぼ同じ治療しかしてくれなかった…。ほかの病気での病院選びでは、通院のしやすさも大事な要素だと思います。しかしアトピー性皮膚炎の治療では、やはりどのような治療が行われているのか、それは自分に合っているのかを優先させたほうがよいと思います。

「運」もある

最後に身も蓋もないことを言ってしまい、申し訳ありません。しかし実際はやはり「運の強さ」は大きな要因となります。ただしその運も、ネットやSNS、口コミなどであらゆる情報を集め、いつもアンテナを張り、諦めずに探し続けていれば、引き寄せられる確率は高くなります。

病院を判断するキーワードのひとつとして、知り合いや家族が「劇的によくなった」というものがあります。実際、私たちの仲間の病院を受診する方には、「友人が劇的によくなった」と言う方が多くいらっしゃいます。根気よく病院を探して受診してみることが、最適な医師にたどり着くための絶対条件です。

以前にいらした患者さんで、「実はほかの病院の待合室にいるときに、近くに座っていた患者さんたちが、ここの病院の話をしていたので来てみました。よかったです」と言う方もいらっしゃいました。どこからよい情報が入ってくるかわからないので、つねにアンテナを張っておく必要があります。

アトピー性皮膚炎は普通の治療でよい

世の中には、アトピー性皮膚炎の治療としていろいろな方法がありますが、私のアトピー性皮膚炎の治療は、特別なものではありません。ステロイドと保湿剤を用いた、いわゆる標準治療を行っています。その標準治療を行ううえで、私が大切にしていることをいくつか紹介します。

患者さんの心の制限を外す

アトピー性皮膚炎の患者さんは、痒みや痛みが大変であることはもちろん、皮膚の状態によっては、家から出ることをためらったり、人の集まる場所に行けなくなったりなど、社会的生活を送ることが困難になる場合もあります。

皮膚は内と外、つまり自分と社会（＝他人）を分けている臓器でもあります。その境界面に異常があると、自尊心も低くなって自信がなくなり、他人の目を見て話せなくなってしまうこともよくあります。その結果、自分から外出することを避けたり、人との付き合いを絶ったりしがちなのですが、まず私は患者さんが自分自身にかけている、このような制限を外せるようにしっかりと話を聞き、安心して治療を任せてもらえるような関係をつくるようにしています。

症状を一気に断つ

治療を始めた患者さんとは十分にコミュニケーションをとり、信頼関係を築きながら進めていきます。まずは3〜5日で効くステロイドを選び、それまで出ていた症状を改善させます。そのためには、それまでに比べて多量に感じるかもしれませんが、患者さんに本来必要な量のステロイドをしっかり使います。なぜ短期間に痒みのない状態にまで改善させる必要があるのかと言えば、それが通常の状態であることを脳に覚えさせるためです。人間の脳は不思議なもので、痒い状態が続いていれば、それがいつもの状態であると認識してしまいます。多くの患者さんは、痒い状態が普通であると脳が認識しているので、痒くない状態（コンフォートゾーン）が通常の状態であることを、脳に覚え直してもらいます。そして脳に覚えさせるだけでなく、患者さんの心にも痒くない状態が通常の状態であることを、しっかりと刻んでもらいます。徐々によくしていく方法では、いつまでもステロイドを使うことになり、さらに痒みにも慣れてしまい、治療もなおざりになってしまうケースが結構あります。

私はアレルギー医なので、ほかのアレルギーがあれば同時に治療します。なぜそのようなことをするのかと言うと、アトピー性皮膚炎だけを治しても、例えば花粉症の症状が出てくると、落ち着いているはずのアトピー性皮膚炎の症状も出てきてしまうことがあるからです（花粉の飛散が多い年は、4人に1人くらいが、アトピー性皮膚炎を含めたすべてのアレルギーが悪化している印象です）。また、アレルギー治療は一人ひとりに合わせて行います。そのため、アトピー性皮膚炎の治療を最優先にする場合など、一気にアレルギーを治療できないときもあります。そのときは、アトピー性皮膚炎と気管支喘息を同時に治療して、1～2週間後からアレルギー性鼻炎、その後数か月して食物アレルギーと金属アレルギーの検査と、時期を分けて行います。

プロアクティブ療法でアトピー性皮膚炎をよくする

アトピー性皮膚炎には新旧の治療法があります。古い療法はリアクティブ療法といい、新しいほうはプロアクティブ療法といいます。これらの違いは、ステロイドを塗るタイミングと期間。リアクティブ療法は、症状が出てきたらステロイドと保湿剤を塗り、治まったらステロイドを止めます。現在では、絶対してはいけない療法です。

現在の主流であるプロアクティブ療法は、まずはその人の症状が3〜5日でなくなるステロイドと保湿剤を塗り、悪化している症状を一気に改善させます。そして症状がなくなってもステロイドを塗ることを止めるのではなく、その状態を維持しながら段階的に減らしていきます。なぜ症状が治まってもステロイドを塗り続けるのかと言うと、まだアトピー性皮膚炎が完全に治まっていない、つまりイメージとしては皮膚の下でくすぶっている状態だからです。くすぶりをなくしてから、段階を追って保湿剤に切り替えていきます。

最終的に、保湿剤だけになることをゴールにして治療を設計する。これがプロアクティブ療法です。

プロアクティブ療法は、患者さんによって症状が違うので、使うステロイドは変わってきます。しかし医師の中には、どの患者さんにも「ステロイドは週2日、それ以外は保湿剤を塗る」と一律に決めて行うのがプロアクティブ療法だと思っている方もいます。しかし、これはプロアクティブ療法ではありません。症状が出たときにステロイドを塗るリアクティブ療法です。これでは、いつまでも症状や治療薬から自由になることができません。

重症となる経過は患者さんによって異なるので、プロアクティブ療法では、一人ひとりが医師といっしょになり、トライアンドエラーで自分の最適解を探すことになります。

ステロイド以外の塗り薬も上手に使う

アトピー性皮膚炎の治療にはステロイドは欠かせない存在ですが、ほかにも治療に有効な薬があります。タクロリムス（商品名プロトピック）と、デルゴシチニブ（商品名コレクチム）です。この2つは、これまでの経験上、ステロイドほど湿疹を治す力は強くありませんが、湿疹の再発を防ぐ力が高く、副作用が少ないという特徴があります。そのため、ひどい症状をステロイドと保湿剤で落ち着かせ、その後はタクロリムスやデルゴシチニブと保湿剤に替えて治療を進めていきます。しかしその効果には個人差があります。

ステロイドが保湿剤に置き換わっていくプロアクティブ療法の例

※わかりやすくするために月単位で表示しています。

4月 毎日ステロイドを塗る。

5月 週５日ステロイド、週２日保湿剤を塗る。

6月 １日おきにステロイドと保湿剤を塗る。

→２週目に肘に痒みが出た。
→肘だけ治るまで毎日ステロイドを塗る。治ったら１日おきにステロイドと保湿剤を塗る。肘以外は１日おきにステロイドと保湿剤を塗る。

7月 １日おきにステロイドと保湿剤を塗る。

8月 週２日ステロイド、週５日保湿剤を塗る。

→３週目に膝に痒みが出た。
→膝だけ治るまで毎日ステロイドを塗る。治ったら１日おきにステロイドと保湿剤を塗る。膝以外は週２日ステロイド、週５日保湿剤を塗る。

9月 週２日ステロイド、週５日保湿剤を塗る。

→仕事が忙しく、２週間ほど体が痒い。
→体だけ一段階強いステロイドに替える。治ったら週２日ステロイド、週５日保湿剤を塗る。

⋮

12月 週１日ステロイド、週６日保湿剤を塗る。

1月 毎日保湿剤を塗る。

第4章

アトピー性皮膚炎基本の知識

痒みや痛みをはじめ、さまざまな悩みをもたらすアトピー性皮膚炎。これまでに、毎日の生活を憂鬱なものにしてしまう症状を抑え、穏やかな状態を続けていくために、いかに保湿が大事かということを説明してきました。ここでは、確認の意味でも、アトピー性皮膚炎の基本的なことを説明します。基礎知識だけでなく、今でも信じられているアトピー性皮膚炎についての間違った情報も書き出します。そこでは、ステロイドや食べ物、サプリメントや手作り石けんなどに関する誤情報についての、正しい考え方を知っていただきたいのです。アトピー性皮膚炎に対するご自分の認識が正しいかどうか、また、アトピー性皮膚炎という病気がどんなものであるかを、あらためて確認しましょう。

アトピー性皮膚炎の基礎知識

長年アトピー性皮膚炎の症状に悩まされてきた患者さんであれば、すでにご存じのことが多いかもしれませんが、よりよい治療に向けて、あらためて基本的なことを確認しましょう。

アトピー性皮膚炎とは

アトピー性皮膚炎はアレルギー（P136参照）の一種です。痒い湿疹が生じ、よくなったり、悪くなったりを繰り返す病気です。

アトピー性皮膚炎の症状が出ているときは、もともと肌に備わっているバリア機能が壊れています。このバリア機能は本来であれば、体の外部からのさまざまな刺激や乾燥などから内部を保護し、体内の水分が外に出ていくのを防ぐ働きをします。しかしバリア機能が低下していると、外からのアレルゲン（抗原）や刺激に対して免疫機能が反応し、敵だと認識してアレルギー反応が起こり、炎症がさらにひ

正常時とアトピー性皮膚炎のときの皮膚

健康な皮膚

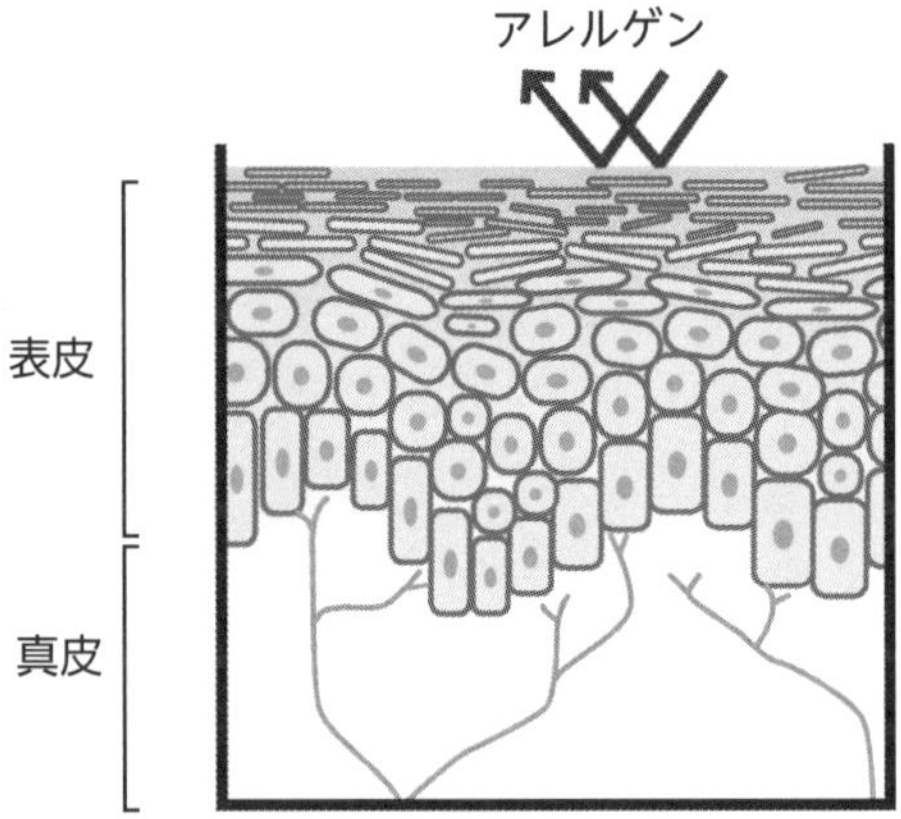

アトピー性皮膚炎の皮膚

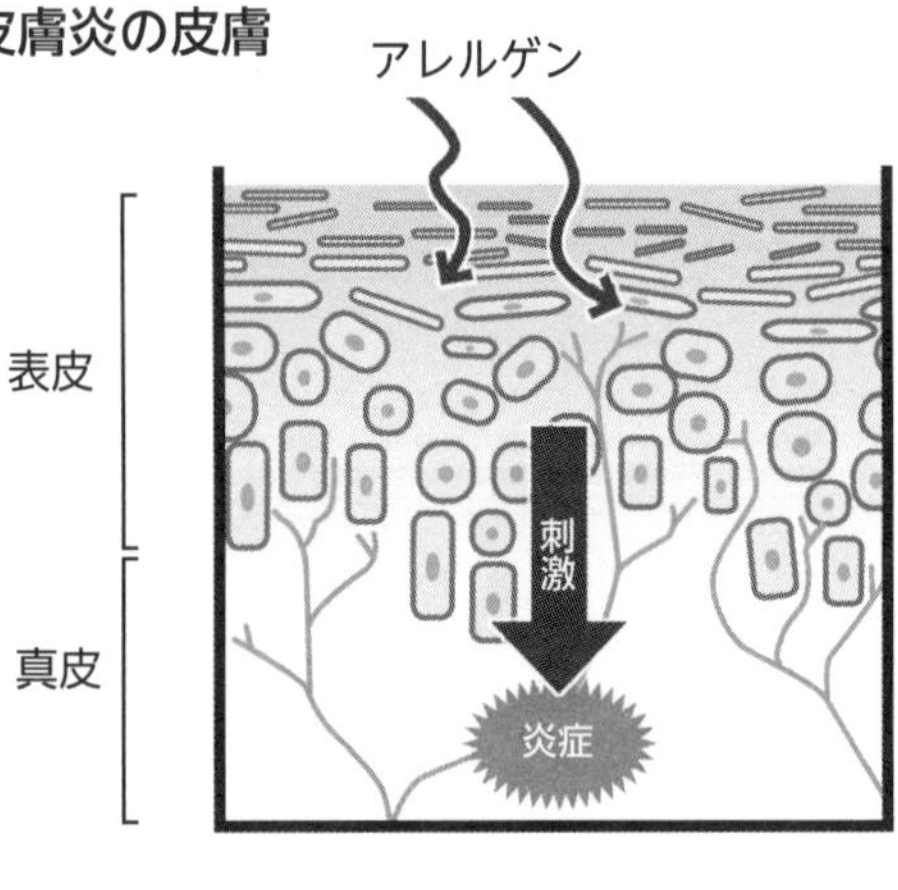

どくなります。

人が痒さを感じるのは、痒みを伝える神経によるもの。神経の末端部分は皮膚の表皮と真皮の間にあります。外から刺激を受けたり、体の中でアレルギー反応が起こったりすると、ヒスタミンなどの痒みを起こす物質が、皮膚の細胞から放出されます。これらを神経の末端部分が受け取ると、その情報を脳に伝えて、「痒い」と脳が認識するのです。

肌のバリア機能が低下してくると、その痒みを伝える神経の末端が、表皮の中にまで伸びてきます。そうすると、少しの刺激やアレルギー反応でも痒みを感じやすい状態になります。痒みを我慢できずにその部分を掻いてしまうと、肌の表面を傷つけることで、バリアを壊してしまうという悪循環に陥るのです。

アトピー性皮膚炎が悪化する要因

みなさんを悩まし続けているアトピー性皮膚炎ですが、実はまだ原因は解明されていません。ただし症状を生み出したり、悪化させたりしていると思われる要因は、いくつか挙げることができます。

◆遺伝や体質

もしも両親、もしくは片方の親がアトピー性皮膚炎である場合、その子どももアトピー性皮膚炎になる確率が上がることが知られています。

◆生活環境

肌の保湿やバリア機能が損なわれる環境では、悪化しやすいことが指摘されています。例えば、ダニなどのアレルゲンが多くある環境にいる場合や、体質に合わない洗剤などを使用する場合です。

◆日常生活の状態

例えば寝不足やストレスが重なることで、アトピー性皮膚炎が悪化することもあります。また、風呂やシャワーが使えず、肌が不潔になり、状態が悪くなることもあります。

このようにアトピー性皮膚炎には、体質的な要因や環境要因、生活動作などが複雑に関与しているのではないかと考えられています。

アトピー性皮膚炎の症状となりやすい部位

アトピー性皮膚炎は、体のいろいろな場所に痒い湿疹ができ、慢性的によくなったり悪くなったりを繰り返す病気です。慢性的というのは、1歳未満の乳児であれば2か月以上、1歳以上の幼児や小児、成人であれば6か月以上続いている状態です。そしてその湿疹は、皮膚が赤くなってブツブツやカサつきがあるのが特徴です。季節としては、乾燥する冬と汗をかく夏に、症状が悪化しやすいようです。

湿疹は体のいろいろなところに出ますが、特に出やすい部位としては、額や目の周り、口の周り、首、そして肘や膝関節の裏側などがあります。

年齢別症状の特徴

アトピー性皮膚炎の特質としては、年齢によって症状が少しずつ異なることが挙げられます。イメージしやすいように3つの年代に分けて以下に説明します。

◆乳児期

典型的な症状はまず湿疹が頭から始まって、顔、体全体、そして手足に広がります。また、症状のある部位を何度も掻いてしまうと、皮膚が厚く硬くなってしまいます。

◆幼児・小児期

肘の内側や膝関節の裏側に、あせものようなものやジクジクとした湿疹ができます。また乳児期と同様に、部位を何度も掻くと皮膚が厚く硬くなってしまいます。

◆青年期と成人期

手足の外側に痒い湿疹ができやすくなり、顔の赤みが続いて、湿疹はブツブツに混じってジクジクとした状態になります。

アトピー性皮膚炎の間違った知識

アトピー性皮膚炎の患者さんは、本当に大変な日常を送っています。肌が健康な人には理解できないかもしれませんが、これまでのべ約5万人の患者さんを診てきたので、それは壮絶だということが私にはわかります。そのような状況において、人は何かを信じることで、かろうじて気持ちのバランスを保っていられるのかもしれません。

このように不安な状態にある患者さんは、わらにもすがる思いで「○○を飲むとアトピー性皮膚炎が治る」や「□□を止めなければアトピー性皮膚炎は治らない」などの、アトピー性皮膚炎に関する間違った情報や知識を信じてしまい、実践をしてしまうこともあります。

アトピー性皮膚炎によくある9つの誤った知識

もちろんこのような知識を実践しても、ほとんどの場合、症状がよくなることはありません。そればかりか、間違った知識を信じてしまったがために、治療が進まない患者さんも多くいらっしゃいます。以下に、よくある9つの誤った知識を紹介します。

◆誤知識1　ステロイドを止めればアトピー性皮膚炎は治る

このように考える方は、長年アトピー性皮膚炎に苦しんでこられた患者さんに多く見られます。ステロイドは体に悪いという思いが背景にあるようですが、はっきり断言します。ステロイドは必要ある人にだけ使うもので、アトピー性皮膚炎を治す標準治療で使われる主要な薬です。人間の体なので絶対とは言えませんが、早くから治療をしていれば問題になることはまずありません。

脱ステロイドでよくなったという例は、まったくないわけではありません。ただ、かならずしもステロイドを止めたことがその原因だとは特定できないのが実状で、基本的にステロイドを止めることと症状の改善は、無関係だと考えるべきです。

◆誤知識2　和食を食べればアトピー性皮膚炎は治る

食事によってアトピー性皮膚炎が治ると信じている患者さんは結構いらっしゃいます。例えば、和食です。味が濃くカロリーたっぷりな洋食ではなく、薄味で素材の味を生かした煮魚や煮物などの和食は確かに体にはよいでしょう。しかし、それはアトピー性皮膚炎の治療にはまったく関係ありません。

◆誤知識3　デトックスでアトピー性皮膚炎は治る

デトックスとは、体に溜まっているとされる有害物質を排出することで、「解毒」とも言います。特定の食品やジュース、サプリメントだけを摂取してそのほかのものを断つことで、体内の有害物質を排出します。和食のように摂取するのではなく、逆に「排出」する治療法ですが、こちらも効果のあった患者さんを、これまで見たことはありません。

◆誤知識4　グルテンフリーでアトピー性皮膚炎は治る

グルテンとは、小麦に含まれている水に溶けないたんぱく質のことです。小麦粉を原料とする食品を食べない食事方法を、グルテンフリーと言い、最近ではよく聞くようになり、一般的になった感があります。

グルテンフリーを、アトピー性皮膚炎の治療と関連づけている情報をよく目にしますが、これも誤りです。「グルテンフリーを実践して皮膚の湿疹が消えた」という方がいらっしゃるかもしれませんが、湿疹が小麦の摂取で出てしまった小麦アレルギーによるものであった可能性が高いと思われます。

◆誤知識5　サプリメントでアトピー性皮膚炎は治る

コンビニエンスストアやドラッグストアなどで数多く販売されているサプリメント。おもにアミノ酸やビタミンなどの栄養補給や、ハーブなどの成分による効用を目的とする食品で、栄養補助食品とも呼ばれます。その中で、乳酸菌を配合したものがアトピー性皮膚炎に効くと噂されているようです。しかしこれまで、サプリメントがアトピー性皮膚炎に効果があったという実証はありません。

◆誤知識6　大きくなればアトピー性皮膚炎は治る

ひと昔前まで、この言葉をよく聞きました。この言葉にわずかな希望を託して、辛い小児期を送った方も多くいらっしゃるのではないでしょうか。残念ながら今でもこのような発言をする医師が少数ながらいるようです。

しかし現実はまったく違います。大人になったら治るどころか、新しい症状が出てきた患者さんもたくさんいらっしゃいます。アトピー性皮膚炎は、成長すればなくなる病気ではありません。もし乳幼児に湿疹が見られたら、すぐに適切な治療を始めてください。

◆誤知識7　「最も強い」ステロイドは使わないほうがよい

ステロイドの強弱は5段階に分類されています。強いほうから順番に「最も強い」「かなり強い」「強い」「普通」「弱い」です。「最も強い」は副作用も強いので、できるだけ使わないほうがよいと思っている患者さんも結構いらっしゃいます。しかしこれは誤解です。使うステロイドの強さは、あくまでもあなたの症状にとって強いのか、弱いのかで決まります。一般的な5段階の強弱で決めてしまうと必ず失敗します。

ひどい症状であるにもかかわらず、副作用をおそれて「最も強い」ではなく「強い」を使い、その結果いつまでたっても症状がくすぶり続けているというケースはよくあります。この場合はまず「最も強い」で一気に症状を消し、その後ステロイドの強さを調整していくのが正解です。副作用についても、症状に合わせてステロイドを選ぶことで、結果的にステロイドを塗る期間は短くなり、無駄なリスクを避けられます。

ステロイドが症状に合っているかどうかの目安は、3〜5日程度でアトピー性皮膚炎の症状がなくなるかどうかです。この期間で症状がなくなる強さのステロイドが、あなたに適したものです。

ステロイドの強さと一般的な商品名

強さ	一般名	代表的な商品名
最も強い (Strongest)	クロベタゾールプロピオン酸エステル ジフロラゾン酢酸エステル	デルモベート ダイアコート、ジフラール
かなり強い (Very strong)	モメタゾンフランカルボン酸エステル ベタメタゾン酪酸エステルプロピオン酸エステル フルオシノニド	フルメタ アンテベート トプシム
強い (Strong)	デプロドンプロピオン酸エステル デキサメタゾンプロピオン酸エステル ベタメタゾン吉草酸エステル	エクラー メサデルム リンデロン-V、ベトネベート
普通 (Mild)	ヒドロコルチゾン酪酸エステル クロベタゾン酪酸エステル アルクロメタゾンプロピオン酸エステル	ロコイド キンダベート アルメタ
弱い (Weak)	プレドニゾロン ヒドロコルチゾン	プレドニゾン オイラックスH

◆誤知識8　ステロイドで肌が黒くなる

ステロイドをある程度の期間塗り続けると、その部分は黒くなって色がとれなくなると心配される方がいますが、これも間違いです。黒くなったのはステロイドによってではなく、アトピー性皮膚炎によって長い間皮膚が炎症を起こしていたからです。たとえて言えば、やけどの痕が黒くなるのと同じことです。

色素沈着を防ぐには、症状が悪いときにはしっかりとステロイドで治療をし、症状のない状態を長く保つことです。

◆誤知識9　手作りの石けんや化粧水は皮膚によい

「手作り」という言葉には、「自然」や「オーガニック」などのように体によさそうなイメージがあります。しかしこれは誤解です。手作りの石けんや化粧水は、市販品よりも体に優しく、影響が少ないように思われますが、逆のケースもあるのです。市販品はいろいろな研究を通じて、皮膚に余分な負担をかけることがないよう、化学的な裏付けがされたうえで製品化されているからです。

一方、手作りの石けんや化粧水は、皮膚に与える影響は考慮されておらず、使った人のほとんどの理由は「何となく肌によいと思った」ということのようです。これではご自分の顔で、「リスクの高い化学実験」を行っているのと同じです。「手作り」というイメージに騙されていると、アトピー性皮膚炎の症状はいつまでたっても治まりません。

第5章

アトピー性皮膚炎治療の現在と未来

日本のアトピー性皮膚炎治療の現状は、まだまだ明るいものとは言えないと感じています。現状に合っていない医療保険制度の一部や、不勉強な医師、それらによって意識を歪められてしまった患者さんなど、改善しなければならない点はたくさんあるのではないかと思います。しかし問題点がわかっていれば、あとはそれを解決するだけです。

この章では、私が感じている現在の日本のアトピー性皮膚炎治療についての問題点を挙げています。あくまでも私見なので、すべてが正しいかどうかはわかりません。しかし、アトピー性皮膚炎の患者さんが穏やかな毎日を送れるような治療環境になるために、少しでも役に立てればと思っています。そして、日々進歩しているアトピー性皮膚炎の治療や研究から、私がアレルギーとの関連情報や新しい情報と考えるこれからの治療を紹介します。

現在のアトピー性皮膚炎の治療の問題点

これまで何年もの間、海外も含めていろいろな学会や病院でアトピー性皮膚炎の勉強をしてきました。その私がこれまでに感じたアトピー性皮膚炎を治療するにあたっての問題点をいくつか紹介します。私の個人的な意見ですが、みなさんの今後の治療のご参考にしていただければと思います。

医療保険制度

日本の医療保険制度については、P82で患者さんと医師のコミュニケーション不足の原因として説明しているので、再三の繰り返しとなってしまいますが、ここでは「医師に対しての影響」について説明したいと思います。

国民が何らかの公的な医療保険に加入して、お互いの医療費を支え合う「国民皆保険制度」ですが、国民は誰でも保険証を提示するだけで、全国どこの病院でも診察してもらえます。さらに窓口での支払いは、実際にかかった医療費の1〜3割で済みます。国民の医療費が年々増加しているという問題はありますが、世界に誇れる素晴らしい制度であると思います。救急車が無料であったり、がんの治療や手術が必要になったとき、これほどのレベルの医療を、この金額で全国的に受けられる国は、世界に日本以外ありません。

しかし、一方で問題もあります。病院は行った治療を国に提出し、その治療が適切かどうかの審査を受けたあと、決められている金額が国から病院に支払われます。このしくみを「診療報酬」と言いますが、外国の医師が同じ治療をしたときに受け取る金額と比べて、その額が低すぎるとの指摘があります。ある保険会社の調査によると、例えば盲腸の手術で入院すると、その医療費はアメリカのサンフランシスコでは約260万円、日本では約40万円と大きな差があります。つまり、日本では医師の技術に対して払われるお金が少ないのです。

また、どんなに時間をかけて診療しても診察料は同じなので、患者さんの話をじっくりと聞けば聞くほど収入が低くなっていくのです。P82でお話しした内容は、「患者さんに対する不利益」についてでしたが、実は医師に対しての不利益もあります。

健康保険で診察する場合、ひとりの患者さんに多くの時間をかけてしまうと、ほかの患者さんを診察する時間がなくなります。そのため多くの人数を診察できなくなり、病院の収入は減ってしまいます。それでは病院を維持できなくなってしまうので、診療時間を深夜まで延ばしたり、日曜日も診療したりしなければならなくなりますが、診療以外の時間がなくなり、学会にも行けず、論文も読めず、プロフェッショナル同士の最新の治療などを勉強することもできなくなります。

すべての医師が目指すところは、患者さんの病気を治すことです。しかし、日本の医療保険制度では、医師がそうしたくてもできない事情があるのです。日本の医療保険制度は、よい面と時代に合わなくなった面の両方が目立つようになってきました。時代に合わなくなった部分は、思い切って変える必要があると思います。

診療報酬と自由診療

診療報酬は病気によって大きく異なります。がんや骨折などの手術、生活習慣病など命にかかわる病気は手厚い報酬である一方、アトピー性皮膚炎を含めたアレルギーは非常に低い報酬です。例えば食物アレルギーの診療は、9歳以下の子どもであれば、病院が行う食物負荷試験に報酬が支払われますが、9歳以上の人には報酬がありません。保険診療で9歳以上の人に食物負荷試験を行った場合、病院は無償で検査をしていることになるのです。また、食物アレルギーの治療で、食べて慣らす方法を行った場合にも診療報酬が設定されておらず、無料です。

病院やクリニックの破産件数は増加する一方ですが、このような無料の診察を続ければ、病院やクリニックが倒産するのは明らかでしょう。

新型コロナウイルス感染症が流行する前、おもに中国から「爆買い」旅行や、手術を受けることを目的に、多くの人が日本に来ていたことはご存じでしょう。これは、日本のサービスの質が高いからだけではなく、レベルに見合わないほど「安い」からです。特に飲食や医療の安さが知られており、中国から旅費をかけて食事だけしにきても、日本のほうが安いことはよく知られていました。

日本の人口減少と超高齢化の進行はとても速く、医療費もますます増えていくでしょう。その財源に限りがある以上、いろいろな病気の治療を健康保険だけでカバーするのには限界があります。起業家やアーティストのオンラインサロンに入っている方ならおわかりいただけると思いますが、質の高いサービスを維持して提供し続けるには、お金の問題は避けて通れません。これからは、医師もお金の問題を勉強する必要があります。一部の医師がすでに行っているように、これまで培ってきた自分の技術の一部を自由診療にすれば、患者さんのパートナーとなり、満足できる時間と治療結果を提供できます。

これからの医師は、「なぜ私の診療は高いのか」を患者さんに説明し、この報酬をもとにして、つねに国内外の学会や論文をチェックして、ほかの医師たちと交流し、最新の技術を身に付けて、自分の診療レベルをさらに向上させることが必要なのです。

処方に制限があると言われるけど？

アトピー性皮膚炎の治療にはなくてはならない保湿剤ですが、特にヘパリン類似物質の保湿剤はなくてはならないものです。数年前、その保湿剤に美容効果があると雑誌に紹介されたことで、本来の目的以外の処方が増えてしまったことがありました。それにより、保湿剤の処方について国からの制限が検討された時期がありました。

結果的には、この美容目的の処方はなくなり、制限もつかなかったので、この問題は解決しました。しかし、真面目に診療していた医師たちの心理に深い傷を残し、その結果、保湿剤の処方量が激減してしまい、必要な量が処方されずに、大変な思いをされる多くの患者さんが生み出されました。

「処方制限」とは、国が医師の処方量を制限することではありません。確かに、その医療機関がきちんとした理由で診察や処方をしているのかを国がチェックする「査定」は行われます。しかしこれも、国は医療機関を虐めたいわけではなく、「診療報酬は税金から支払われているので、正当な理由がなければダメです」と当然の行いをしているだけです。少子化などの理由で財源の確保が難しくなっている日本において、査定が厳しくなるのは当たり前です。

私は以前1人で、保湿剤を月平均100キログラム程度処方していました。この量はとても多いのですが、査定されたことはありません。それは、①アトピー性皮膚炎の重症度、②湿疹の面積、③患者の体表面積、④ここから算出されるガイドラインが推奨している使用量を必要量としてカルテに記載していたからです。要は、真面目に医療をしていることを、ほかの人にわかるようにしていれば、不当に制限されることはないのです。

地域によって医療レベルの差がある

私の患者さんは日本全国にいらっしゃいます。そして私自身も研究や勉強のために各地の病院に足を運んでいることからわかったことがあります。日本では、保険証があれば全国どこの病院でも診察を受けることができます。しかし、全国の病院すべてが同じレベルの治療を行っているわけではないということです。

各都道府県には、いくつかの中核病院があります。中核病院とは、その地域の中心となって医療連携を行う病院です。そしてこの中核病院によって、地域の治療のレベルが決まる傾向があります。中核病院が最新の治療を行っていると、その地域のクリニックなども同じ治療法を取り入れようとするので、地域全体で医療のレベルが上がるのです。

逆に、中核病院よりもクリニックのほうが医療レベルが高い地域も多くあります。有名なアレルギー病院で診療していた有名医師が、その地域で開業したケースなどです。その地域ではクリニックが最先端の治療を行っている、または中核病院と綿密に連携しているので、クリニックが中核病院と同レベルの高い機能を持っているといったこともよくあります。

患者さんの意識

「アトピー性皮膚炎がよくなった」というのは、症状が出ていないゼロの状態のことです。しかし患者さんの多くは「(症状がひどかったときに比べて)アトピー性皮膚炎がよくなった」ことを、「よくなった」と思っています。彼らがそう思ってしまうのは、「アトピー性皮膚炎は治らない」という考えが強く根付いているからのようです。

そのような患者さんは、かなりひどい状態からステロイドと保湿剤で治療し、ある程度症状が落ち着くと、「前よりもよくなったし、それほど痒みもなくなった」と治療を止めてしまうケースがよくあります。これではいつまでたっても悪化→治療の繰り返しになってしまいます。「以前よりよくなる」がゴールであれば問題ありませんが、そこがゴールでないなら、治療を変えて進んでいく必要があります。

アトピー性皮膚炎は、ステロイドと保湿剤、そのほかのプロトピックなどを組み合わせてきちんと使えば、症状のない状態を長く保ち続けることが可能です。患者さんが、これをゴール＝目標としてしっかりと意識するだけで、治療に対する行動が変わります。

アトピー性皮膚炎とアレルギーの関係

アトピー性皮膚炎は、アレルギー反応のひとつです。ここではアレルギー反応について、また、アトピー性皮膚炎がアレルギーの病気と密接な関係があることを説明します。アトピー性皮膚炎をしっかりと治療することが、いかに大事であるかを理解していただきたいと思います。

アレルギーとは

人の体には、免疫というしくみが備わっています。免疫は、細菌やウイルス、寄生虫などの感染性微生物や異物などから体を守る働きをします。免疫の働きが、くしゃみや発疹、呼吸困難などの症状を起こす状態が「アレルギー」です。

アレルギーの病気には、食物アレルギーやアトピー性皮膚炎、アレルギー性鼻炎やアレルギー性結膜炎、気管支喘息（ぜんそく）など、さまざまなものがあり、症状や経過はそれぞれ異なります。

アレルギーが起こるしくみ

アレルギーを起こす物質をアレルゲン（抗原）と言います。私たちの身のまわりに存在するすべてのものはアレルゲンになる可能性があります。例えば食物や花粉、ダニなどです。これらを体がアレルゲンと認識してしまうと、体に入ってきたときに異物と見なして、排除しようとする免疫機能が働きます。

そのときにＩｇＥ抗体という物質がつくられます。一度体内にＩｇＥ抗体がつくられたあとに、再びアレルゲンが入ってくると、ＩｇＥ抗体がくっついて、ヒスタミンなど

免疫とアレルギーの違い

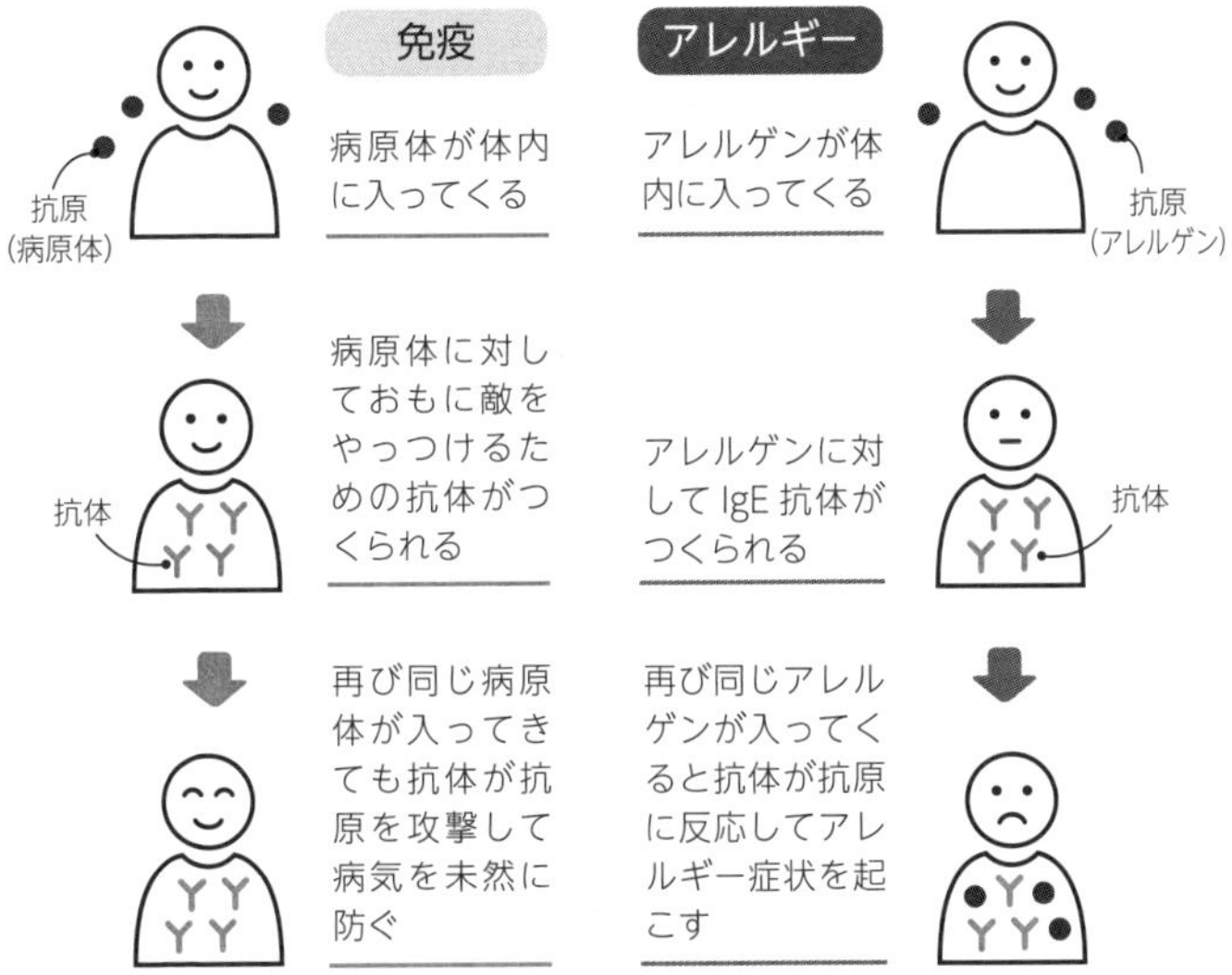
免疫
アレルギー
抗原
(病原体)
病原体が体内に入ってくる
アレルゲンが体内に入ってくる
抗原
(アレルゲン)
病原体に対しておもに敵をやっつけるための抗体がつくられる
抗体
アレルゲンに対して IgE 抗体がつくられる
抗体
再び同じ病原体が入ってきても抗体が抗原を攻撃して病気を未然に防ぐ
再び同じアレルゲンが入ってくると抗体が抗原に反応してアレルギー症状を起こす

の化学伝達物質が放出されることで、痒みや湿疹、くしゃみなどのアレルギー症状を引き起こします。

アレルギーマーチとは

アレルギーには、アトピー性皮膚炎をはじめ、食物アレルギーやアレルギー性鼻炎など多くの種類があります。このアレルギーの最もやっかいな点は、それぞれの関連性でさまざまな症状が進行してしまう点です。

どういうことかと言うと、アレルギーになりやすい人が成長していくにつれて、アトピー性皮膚炎→食物アレルギー→アレルギー性鼻炎→気管支喘息のように、次々とアレルギーを発症していくことがあるのです。次々と進んでいく様子を行進(マーチ)にたとえて、「アレルギーマーチ」と呼びます。

アトピー性皮膚炎はアレルギーマーチの入り口

アレルギーマーチは、アトピー性皮膚炎から始まることがわかっています※2。

始まりの時期は早ければ生後数か月の乳児期からで、成人になって始まることもあります。これまでは発症する年齢は乳児期で、そのときにアトピー性皮膚炎の治療をしっかりとしていないと、次いで食物アレルギー、そして幼児・学童期にアレルギー性鼻炎や気管支喘息を発症し、成人にさしかかる頃に、動物アレルギーや金属アレルギーなどが発症するとされていました。しかし、現在は発症年齢が前倒しになり、以前は成人で発症したようなアレルギーを小児が起こすようになり、成人はこれまででは考えられなかったようなアレルギーを起こすようになっています。そのため、アレルギー医以外では想像できない症状もあり、医師から「聞いたことがない」「見たことがない」と言われた方も多いのではないでしょうか。

アレルギーマーチを進めないためには、子どものアトピー性皮膚炎を予防することが肝要です。乳児期の対策はもちろんのこと、妊娠前からできることも多くあります（P148参照）。

アトピー性皮膚炎にまつわる新常識

アトピー性皮膚炎の研究や治療環境は日々進歩しています。ここでは、私が経験したからこそわかった、アトピー性皮膚炎についての新しい情報を紹介します。

アレルギー科という新しい枠組み

私はアレルギーを専門に診ています。科で言うと「アレルギー科」です。一部の医療機関にしかないので、あまり聞いたことがないかもしれませんね。従来の診療科にこだわることなく、「アレルギー」という視点から、年齢、アレルギーが起こる部位、重症度にかかわらず診察しています。例えば、妊婦のアナフィラキシーでの救急対応や乳児のアトピー性皮膚炎、10歳の子のアレルギー性鼻炎のダニ免疫療法、整形外科や歯科手術の前の金属アレルギーの対応や手術方針のアドバイスなどです。また、日本にはありませんが海外では一般的なアレルギーにも対応しており、輸入した薬でハチアレルギーの免疫療法なども行ってきました。

10年くらい前までは、「湿疹は皮膚科」、「喘息は呼吸器科」、「花粉症は耳鼻咽喉科」が診るというように、領域がはっきりと分けられていました。そのような状況の中で、子どものアレルギー患者さんが爆発的に増えた時期がありました。患者さんは子どもなので、まずは小児科に行きます。そうすると小児科の医師は、アレルギーという症状の特性から、皮膚科や呼吸器科、耳鼻咽喉科が専門とする症状を総合的に診なければならなくなりました。しかし、そうした診療科の領域を横断する診察が、アレルギーの治療において予想外に有効であることがわかりました。

それを受けて、小児科でのアレルギーを診察する体制を大人の患者さんにも適用しようということでできたのが、アレルギー科です。アレルギー科の医師はまだまだ少なく、日本では医師の約0・1%しかいないのが現状です。これほど少ないのは、医学の世界で診療科を横断して診察することが、とても難しいからです。

ワンオペ育児では限界がある

患者さんには、アトピー性皮膚炎の症状がかなり重い乳幼児もいます。お母さんと話をすると、ほとんどの人が自分だけで子どもの世話をしている、いわゆる「ワンオペ育児」の人でした。

アトピー性皮膚炎がない子どもの育児でもワンオペでは大変なのに、さらにそこにアトピー性皮膚炎のケアがプラスされるので、その苦労は2倍にも3倍にもなるでしょう。パートナーとの家事の分担を見直したり、アトピー性皮膚炎のケアの分担について相談をしてみるべきでしょう。

家事や育児の分担は、習慣になるとなかなか上手く変更できない、という人もいるかもしれません。生まれる前からパートナーと家事や育児の分担について話し合い、準備をしておく必要があります。特に育児は家事と違い、見よう見まねで始めるのは難しいでしょう。事前にインターネットなどで情報収集をして、トレーニングをしておくことが必要です。

2人で知恵を出し合って、かしこく負担を分け合いましょう。

パートナーとのコミュニケーションも重要

お子さんの疾患の有無にかかわらず、育児においてはパートナーには「何をしてほしいのか」をしっかりと伝えるべきでしょう。一般に、「察すること」は思ったより難しいもの。「言わなくてもわかるでしょ」は通じません。パートナーとしても、分担する気持ちはあり「言ってくれたらやったのに」ということもあるでしょう。してほしいことだけを直球で伝えるべきでしょう。

子どもは生まれてからすぐのケアが大事

アトピー性皮膚炎になるリスクが高い子（両親のいずれか、もしくは兄弟がアトピー性皮膚炎）は、生まれてから7日以内に全身に保湿剤を塗ります。そうすると、アトピー性皮膚炎になる確率を30〜50％低下させることができると以前から報告されていて[※3]、私のこれまでの経験でもそう思っています。

アトピー性皮膚炎は、まず肌のバリアが壊れ、そこに外部からの刺激を受けて、アレルギーを起こしやすい体質になることで発症します。保湿剤を塗ることは、肌のバリアを保護して、壊れるのを防ぐイメージです。保湿剤を塗っていれば、悪化したときに早い段階で気がつくことができ、早く治療を開始することができます。

ステロイドは使うタイミングも大事

アトピー性皮膚炎は、症状を出さないのが原則です。ステロイドは基本的には症状を出さないように定期的に塗りますが、痒くなることがわかっている場合には、その前に塗れば、アトピー性皮膚炎の悪化を防ぐことができます。例えば女性の場合、生理のときに症状が悪化することがわかっているのであれば、生理になる2日前から使い始めるということです。ただし、塗り始めるタイミングは人によって違うので、医師任せではなく、自分で試してみることも大切です。

予防という考え方

アトピー性皮膚炎という病気の治療は、依然として対症療法中心で行われています。悪くなったらステロイドを塗って症状を治め、治まるとステロイドを止めるので再発する。この繰り返しが、普通のアトピー性皮膚炎の治療と思われています。

しかしアトピー性皮膚炎は、「予防」をすれば症状をゼロに抑えられる病気です。というより、「予防」をして症状をゼロにしておくことを原則とする病気です。妊娠中の母親のアレルギー症状は、子どものアレルギー発症に影響があると報告されているため、妊娠前にお母さんのアレルギー症状をゼロにしておいたり、生後7日目までに保湿剤を塗ったり、予防を実行すればアトピー性皮膚炎になる確率を下げられます。また、症状が出ていないときにも、しっかりと保湿剤でケアすることで予防します。

保湿剤は未来を切り拓く

アトピー性皮膚炎の症状が重い乳児がいました。ステロイドと保湿剤の治療を根気よく続けて症状も治まり、4歳頃には保湿剤だけで症状はなくなりました。保湿剤もその後1年かけて、5~6歳頃を目途に中止していく方針となりました。乳児期の早い段階から、状態を落ち着かせている保湿剤は、乳児に対してはもちろんのこと、その次の未来に対しても大切なものなのです。

すでに説明したように、アトピー性皮膚炎は遺伝する可能性のあるアレルギーです。私たちアレルギー医のところに通院している子どもが大人になり、好きな人ができ、その人との間に子どもが生まれたときに、その子どもにはアトピー性皮膚炎は絶対に遺伝させません。今塗っている保湿剤は、私たちアレルギー医が願う未来をつくってくれると信じています。

これからのアトピー性皮膚炎治療の新常識

新型コロナウイルス感染症の流行によって、日常生活は大きく変わりました。これまで当たり前だったことがそうではなくなり、「新しい当たり前」がいくつも生まれました。アトピー性皮膚炎の治療についても、改めて考え方や行動を見直す時期が来ているのではないかと思います。以下に、私の考えるアトピー性皮膚炎治療の〝新しい常識〟を説明します。

生まれてくる子どもをアトピー性皮膚炎にさせない

現在、私たちアレルギー医は、ある共通の想いを持っています。それは、アレルギーになってから治療をするのではなく、アレルギーに「させない」ことが治療であるということです。アトピー性皮膚炎の場合、生まれてくる赤ちゃんはお母さんの影響を強く受けることがわかっています。アレルギーにさせないためには、まずはお母さんが持っている、アトピー性皮膚炎を含むアレルギーを妊娠する前からしっかりと治療していくことが必要だと考えています。

また、アトピー性皮膚炎は遺伝する可能性があることがわかっているので、もし子どもがアトピー性皮膚炎を受け継いでしまったらと心配される方もいらっしゃいます。自分の経験した苦労を、子どもに味わわせたくないという気持ちは痛いほどわかります。自分の子どもが、いつも痒さに耐え、人から見られることを気にして思春期を迎えることがあまりにもしのびなく、子どもをつくることが非常に心配であると、ある患者さんから相談を受けたことがあります。しかし、パートナーとなる医師を見つけ、早くから対応しておけば、まったく心配ないと私自身は思っています。

妊娠の前からお母さんをケアする

お母さんの、アトピー性皮膚炎をはじめとしたアレルギーの治療は妊娠する前から開始します（本当であれば、お母さんが子どものときに治療をしているのがベストです）。なぜなら、お母さんが妊娠中にアトピー性皮膚炎や花粉症、喘息などの症状があった場合、生まれてくる子どもがアレルギーを持つ確率が高くなることがわかっているからです。ここでいう「アレルギーを持つ」とは、その子がアレルギーを起こしやすい体質であることを意味しますが、お母さんが妊娠するまでにアレルギーの治療をしていれば、その子がアレルギーを持つ確率を上げないようにできます。

その方法を説明します。まずは、お母さんのあらゆるアレルギー症状、アトピー性皮膚炎や花粉症、喘息などを徹底的に治療します。具体的には、次のように行います。

◆**アトピー性皮膚炎**…症状ゼロ、ゴールは保湿剤だけの状態にする。
◆**アレルギー性鼻炎**…ダニの免疫療法を終わらせておく（妊娠したら継続）。
◆**花粉症**…スギ花粉の免疫療法を終わらせておく（妊娠したら継続）。
◆**喘息**…ＬＡＢＡ（気道を広げる薬）を併用しない吸入ステロイドを1日2回投与して症状がまったくない状態にする。

そして、アレルギーのない状態で妊娠をしてもらいます。妊娠中は、お母さんのストレスを軽減し、喫煙（受動喫煙も含む）も止めてもらいます。ストレスと喫煙によって、生まれてくる子どもがアレルギーを起こす確率が高くなることがわかっているからです。

次に、乳酸菌の摂取を行ってもらいます。これによって、生まれてくる子どものアトピー性皮膚炎を予防することが期待できます。そのためのポイントですが、私の場合は3～5種類のヨーグルトを日替わりで食べてもらっています。

ちなみに、乳幼児期に5品目以上の食べ物を摂っていた子どもは食物アレルギーになりにくく、また通常は生後5～6か月頃から始めるのがよいとされる離乳食の時期が、遅くなればなるほど食物アレルギーになる確率が高くなると言われています。

パートナーの参加も絶対に必要

妊娠する前から自分のアレルギーの治療をしたり、妊娠中にすべきことなど、お母さんはしなければならないことが山ほどあります。それではパートナーはどうでしょうか。

クリニックにいらっしゃる患者さんにも、赤ちゃんの世話だけでも大変なうえに、アトピー性皮膚炎の対策もしなければならず、特に初めてのお子さんの場合、肉体的にも精神的にも限界を迎えているお母さんがいらっしゃいます。この状態のお母さんと苦労を分け合えるのは最も身近にいるパートナーです。

先にも述べたとおり、例えば赤ちゃんが生まれる前までに、負担を減らすために2人で育児の予習をしておきます。具体的には、お風呂の入れ方やおむつの替え方、寝かしつけ方などです。赤ちゃんが生まれたあと、これを実行するだけでも余裕ができ、アトピー性皮膚炎のケアもしやすくなります。

オンライン診療も積極的に活用する

2019年末から始まった新型コロナウイルス感染症の流行によって、医療のスタイルも変わってきました。その代表的なものが、オンライン診療です。オンライン診療とは、スマートフォンやパソコンのビデオ通話機能を使って、病院に行かなくても、医師の診察が受けられる受診方法です。アトピー性皮膚炎を治療する患者さんにとっては、これまで受けられなかった治療を受けられる可能性が高くなるので、ぜひ活用していただければと思います。

保険診療でのオンライン診療ですが、診察時間が長くなるわけではありませんが、通院にかかる時間や待ち時間がなくなるので、とても便利です。また、オンライン処方が可能な薬局を選べば、薬も配送してもらえます。勤務の休憩時間や在宅中にすべて済ませることができます。個人的な意見ですが、子どもを連れて受診する場合、子どもを見ながらの待ち時間は苦行でしかありません。オンライン診療を積極的に活用することをおすすめします。ただし、すべてオンラインで行うことは国で認められていません。3回の受診のうち1回は直接診察を受けなければいけません。

保険診療のオンライン診察では、長くても5～10分程度ですが、自分の状態や治療についての相談や、家族全員についての相談などで時間をとってもらいたい場合には、自由（自費）診療が一般的です。日本では以前から、「がんのセカンドオピニオン」において自由診療が行われていて、最近ではオンラインでも行われています。私の周りのほかの科の医師でも増えてきています。今後は「自由診療で時間をとって相談する」という流れが、一般的になると思います。

飛行機で子どもを連れて移動・宿泊して受けていた診察が、オンライン診療であれば移動や待ち時間がなく、自宅にいながら診察を受けることができます。もし子どもが騒いだとしても、誰かに見てもらえばよいし、1人でトイレに行かせて迷うこともありません。自宅でできるオンラインだからこそ可能なことなのです。実際、私のクリニックでもオンラインを使って、セカンドオピニオンの相談として、ヨーロッパや中東に住まわれている日本人の方を診療しています。

自由診療のセカンドオピニオンを受ける場合は、健康保険での診療とは内容も値段も違うことを理解してください。がんでは多くの病院で行っているので、参考になると思います。日本では健康保険が充実しすぎていて、診療費が世界的にも安いのが現状です。このことに慣れてしまうと、「どの医師にかかっても同じ」と思ってしまいます。しかし、そのようなことはありません。医師の腕の良し悪しはあります。アメリカでは、医師によって診療費に違いがあります。そして診療費の高い医師のほうが、腕のある医師である可能性は高いのです。なぜなら、その価格で成り立っているということは、高い診療費を払っても受診したいという患者さんが一定数いるということだからです。自由診療は「腕のある医師の時間を、あなた自身のために購入した」ということです。

私は、最新のアレルギー治療と技術を患者に提供し続けるために、アレルギーのプロフェッショナルの医師を世界中探し回りました。論文を読み漁ってすごいと思った医師に手紙を送ったり、知り合いの医師に紹介してもらったり、海外の学会に年2回は出て発表したりして、名医同士のネットワークをつくってきました。それは、本当に本当に苦労しました。みなさんは私が経験したようなことをせずに、オンライン診療によって、最適な治療を受けられる時代がやってきているのです。

〈参考文献〉

※1 松本健治。食物アレルギーの発症予防。日本小児アレルギー学会誌 2016 ; 30 : 574-579.
Flohr C, et al. Atopic dermatitis and disease severity are the main risk factors for food sensitization in exclusively breastfed infants. J Invest Dermatol 2014 ; 134 : 345-350.

※2 Gideon Lack. Epidemiologic risks for food allergy. J Allergy Clin Immunol. 2008 Jun; 121(6) : 1331-6

※3 Kenta Horimukai et al. JACI; 134 (4) : 824-830, 2014.
Eric L., et al. JACI ;134 (4) : 818-23, 2014.
Lowe ta al. Ann Allergy Asthma Immunol. 120 (2) : 145-151, 2018.

おわりに

私の患者さんは半分が子どもですが、残りの半分のうち98％は、平均年齢32歳の女性です。軽症の乳児から一般的に重症な成人まで、おもに東京から北にお住まいの方が、クリニックのある札幌までいらしてくれます。

私の目的は、「子どもたちが人生を自由に工夫できる未来をつくる」で、アレルギー治療はその未来を達成するための手段です。私の目的が達成されるためには、こうした方々がいろんなことから自由にならなければならないと信じています。

患者さんから「私程度がケアを行ってはいけないのかと思って」、「親として我慢が足りないのでしょうか？」といった言葉を度々耳にします。ゴールを達成するのに必要なのは「トライアンドエラー」で、「我慢」は不要です。私は、「超合理主義者」ですので、「いえ、我慢する必要ないです。今の問題点はAとBなので、状況を考えるとBの原因のCから着手して、5日以内に症状ゼロを目指します。Aはまず忘れます。え？　ああ、その人の意見は無視です」と、バッサリと方針を決定します。ですので、いくら私が合理的でも「何か困ったら続木に聞けばよい」と思わなければ、患者さんも安心して実行に移すことはできません。つまり、私と性格が合わないと思ったら、我慢してもゴールは達成できないのです。目的は通院することではないので、粘ってないで私からほかの医師に替えたほうがよいでしょう。

いくら粘ってもダメな例をお話しします。私は有休を3か月取り、次女の子育てに費やしました。しかし最初の1か月目で「ジムに行ってきていいから、ホントに」と妻に言われました。主夫を解雇された瞬間です。そして「うちはずっとワンオペ育児だな」と、ありがたいお言葉も頂戴しました。この話、共感できる人とまったく意味がわからない人がいると思います。つまり、人は自分が知らないものには共感できないのです。

経験のない人に、医師とのやり取りを訴えても、子どもが痒そうにしている状況を訴えても、生理で悪化する辛さを訴えてもダメなのです。

この本を読んでくれたみなさんはご理解いただけたかと思いますが、症状がよくならない大きな原因の一つに健康保険があります。保険システムが時代に合わなくなっているためですが、これはシステム的な問題なので、「医師が」とか「国が」とか言っても解決しません。あなたの目的は、「症状をゼロにして、自由に人生を送ること」なので、合わない医師のもとに粘って通い続けてもゴールは達成できないのです。

あなたの思いは、「アトピー性皮膚炎を抱えている人」のコミュニティの中だけでしか理解してもらえない言語だと思うと楽になります。つまり、いくらコミュニティ外の人に説明しても「いいね」がつく程度。本当にあなたが必要としているものは手に入りません。これを解決する方法は1つです。あなたがよいと思う医者が見つかるまで探し、通院している人たちと仲よくなれば、そこはあなたが否定されないコミュニティとなります。私の患者さんたちは皆仲よしです。前職では入院して治療をする子どもたちが多かったために、入院中はさながらお泊り会でした。中学生が小学生の、小学生は幼稚園児の、幼稚園児は乳児の世話をする縦割り保育が自然発生し、男の子も女の子も夜中まで隠れてゲームやお話をしていました（笑）。最後までこの本を読んでいただいたあなたにも、このようなコミュニティが見つかることを願っています。

「続木がよい」と言って来てくれる人には、全力を尽くす。世界中どこに行っても恥ずかしくない治療と結果で、私を卒業してほしい。そして、みなさんなら自分なりの大きな舞台で想像力と工夫する力を発揮し、自由に人生を工夫して、世界に羽ばたいて生きていけると信じています。

著者

続木 康伸（つづき・やすのぶ）

アルバアレルギークリニック院長、花粉学会評議員。岩手医科大学歯学部卒業後、同医学部卒業。札幌徳洲会病院小児科・アレルギー科医師、北海道教育庁健康保健体育局アレルギー疾患教育担当などを歴任後、2017年に札幌徳洲会病院アレルギー科医長に就任、入院による集中的な治療とアナフィラキシーの救急対応を中心に年間のべ7000人の患者を診療。2020年に独立、全国から集まるアトピー性皮膚炎・アレルギー疾患の患者さんに対して、オンラインと往診でオーダーメイドの自由診療を展開し、成果を上げている。2021年保険診療のクリニックを札幌市内に併設。

取材協力（敬称略）

狩野 英孝（マセキ芸能社）

スタッフ

装丁・本文デザイン・図版 ‥‥ 澤田 かおり（トシキ・ファーブル合同会社）
イラスト ‥‥‥‥‥‥‥‥‥‥‥ タカダカズヤ／渡辺　潔
写真 ‥‥‥‥‥‥‥‥‥‥‥‥‥ 金子 良一（金子写真事務所）／PIXTA
編集 ‥‥‥‥‥‥‥‥‥‥‥‥‥ 有限会社大悠社

「保湿」を変えればアトピーは治せる！

2021年　7月7日　第1刷発行

著　　者　　続木 康伸
発 行 人　　中村 公則
編 集 人　　滝口 勝弘
企画編集　　亀尾　滋
発 行 所　　株式会社学研プラス
〒141-8415　東京都品川区西五反田2－11－8
印 刷 所　　中央精版印刷株式会社

<この本に関する各種お問い合わせ先>
●本の内容については、下記サイトのお問い合わせフォームよりお願いします。
https://gakken-plus.co.jp/contact/
●在庫については　Tel 03-6431-1250（販売部）
●不良品（落丁、乱丁）については　Tel 0570-000577
学研業務センター　〒354-0045 埼玉県入間郡三芳町上富279-1
●上記以外のお問い合わせは　Tel 0570-056-710（学研グループ総合案内）

© Yasunobu Tsuduki 2021 Printed in Japan

本書の無断転載、複製、複写（コピー）、翻訳を禁じます。本書を代行業者等の第三者に依頼してスキャンやデジタル化することは、たとえ個人や家庭内の利用であっても、著作権法上、認められておりません。複写（コピー）をご希望の場合は、下記までご連絡ください。
日本複製権センター　https://jrrc.or.jp/
E-mail:jrrc_info@jrrc.or.jp
Ⓡ〈日本複製権センター委託出版物〉
学研の書籍・雑誌についての新刊情報・詳細情報は、下記をご覧ください。
学研出版サイト　https://hon.gakken.jp/

本文中のZoomはZoom Video Communications,Inc.の商標または登録商標です。Apple、iPhoneは 米国その他の国で登録されたApple Inc. の商標です。LINEはLINE株式会社の商標または登録商標です。Facebook、Messenger はFacebook,Inc.の商標または登録商標です。Twitterは、Twitter,Inc.の商標または登録商標です。Google は、Google LLC の商標または登録商標です。SpotifyはSpotify,Ltdの商標または登録商標です。SkypeはSkype Limited社の商標または登録商標です。